Erich Renner

Theo Bullinger Wunderheiler

Seine Wege geistigen Heilens

Biografie

Heilbehandlungen

Patientenberichte

AT Verlag

»Geist ist der Urgrund aller Materie.«
Max Planck

»Objektivität erreicht man durch Steigerung der Subjektivität.«
Michel Leiris

5. Auflage, 2014

AT Verlag, Baden und München
Lektorat: Asta Machat, München
Umschlagbild: Foto-Lorch, Landau/Pfalz
Druck und Bindearbeiten: CPI books, Ulm
Printed in Germany

ISBN 978-3-03800-478-3

www.at-verlag.ch

Inhalt

Einführung

Ein rätselhaftes Phänomen

In diesem Buch geht es um jene rätselhafte Erscheinung, die man in Fachkreisen »geistiges Heilen« nennt. Vor allem Personen, die geistiges Heilen praktizieren, sollen im Mittelpunkt unseres Interesses stehen. Dass man sie wegen ihrer Tätigkeit als Geistheiler bezeichnet, gibt nicht selten Anlass zu Missverständnissen. Man weckt damit die irrige Vorstellung, alle diese Heiler würden mit Hilfe von Geistern ihre schwer durchschaubaren Zwecke verfolgen. Tatsächlich ist unter Geistheilen eine äußerst facettenreiche Tätigkeit zu verstehen. Entsprechend verzeichnet die Literatur dazu unterschiedliche Klassifizierungen.[1] Hier ein vereinfachender Überblick:

Grundsätzlich kann man geistiges Heilen als energetisches Heilen bezeichnen, bei dem Heilprozesse durch Energiepotenziale des Heilers und/oder durch Steuerung von Energien der Patienten in Gang kommen. Solche Energien vermutet man bei einer Vielfalt von Heilverfahren: Magnetopathie, Qi Gong, Fernheilung, Gruppenheilung, Gebetsheilung, Ortsheilung, Exorzismus, Schamanismus.[2]

In einem gewissen Spannungsfeld zur Vielfalt der Methoden der Geistheilung steht das Selbstverständnis der Persönlichkeiten, die sie anwenden. Auf der einen Seite haben wir Heiler,

1 Vgl. Bösch 2006; Lucadou 1997; Obrecht 1999; Weil 1991; Wiesendanger 1997.

2 Vgl. die Klassifizierung bei Wiesendanger 1997.

die einer bestimmten Begabung folgen. Diese führen sie zumeist auf eine Art Initiation oder Berufung zurück. Andererseits beruhen vor allem die asiatischen Heilverfahren auf jahrhundertealten Traditionen und verlangen beträchtliche Investitionen in Ausbildung und Training, ja man kann sie von Meistern ihres Faches erlernen. Aber auch zwischen diesen beiden Varianten sind die Übergänge fließend. So gibt es unter den Schamanen sowohl die Berufung als Voraussetzung als auch den Weg einer umfänglichen und intensiven Ausbildung. Man sollte sich nicht wundern, dass häufig beide Aspekte miteinander verknüpft sind.[3]

Im Zusammenhang mit der Magnetopathie wird darüber diskutiert, ob ihre energetischen Wirkungen, die vor allem über die Hände appliziert werden, mit dem physikalischen Magnetismus verwandt sind oder ob es sich um rein geistige Phänomene handelt. Zu beachten ist ferner, dass energetische Wirkungen nicht nur zwischen Menschen funktionieren, sondern ebenso zwischen Personen und Gegenständen. Wegweisende experimentelle Untersuchungen zu dieser Frage sind in Deutschland mit dem Namen des Physikers und Psychologen Walter von Lucadou verbunden[4], worauf später noch zurückzukommen sein wird (siehe Seite 14ff.).

Die Steuerung von Energien steht im Mittelpunkt uralter chinesischer Heilkünste, die unter dem Namen Qi Gong weltweit verbreitet sind. Danach geht es einerseits um die allen Menschen innewohnenden unsichtbaren Energieströme und ihre Regulierung durch Konzentration, Meditation und Übung. Andererseits scheinen jahrzehntelang ausgebildete Qi-Gong-

3 Die in Europa weit verbreitete Lebensgeschichte des Lakota-Sioux Schwarzer Hirsch zeigt eine solche Berufung, die in Gestalt einer übermächtigen Vision über den Neunjährigen gekommen war. Vgl. Schwarzer Hirsch 1955, S. 30–54. Aber es gibt auch Beispiele, in denen sich Kandidaten aus Angst vor der damit verbundenen Macht gegen eine Einweihung als Schamane gewehrt haben. Vgl. Renner 2006, S. 75f. und Renner 1994, S. 81ff.

4 Lucadou, 1997, S. 69ff.

Meister in der Lage, ihre eigenen Energieströme auf Patienten zu übertragen. In den letzten Jahren forscht man in China über dieses Phänomen.[5] Andere auf die Regulierung und Beeinflussung menschlicher Energieströme und Lebenskraft ausgerichtete Heilmethoden sind als Chakra-Therapie und Reiki bekannt.[6]

Die Methode des Fernheilens ist unter den energetischen Heilverfahren besonders rätselhaft, weil Intensität und dabei überwundene Entfernungen erst recht in kein naturwissenschaftliches Schema passen. Man stelle sich vor, ein Patient wird über eine Entfernung von Hunderten oder gar Tausenden von Kilometern durch einen Geistheiler per Telefon erfolgreich behandelt. Ein solches Ereignis ist schon für Normalbürger kaum glaubhaft, geschweige denn für einen Naturwissenschaftler. Dennoch gibt es gut dokumentierte Fälle, wie wir bei Theo Bullinger noch sehen werden. Der Ratgeber von Harald Wiesendanger informiert ausführlich über die aktuelle Diskussion.[7]

Gebet, Meditation und Singen können als Mittel geistiger Heilung jeweils für sich stehen, aber auch bei Gruppenheilung und Ortsheilung zur Anwendung kommen. Bei der Zusammenführung von Patienten zu Gruppen werden gemeinsam Energieströme zum Kurieren von Krankheiten aktiviert. Nicht viel anders ist es beim Besuch von Wallfahrtsstätten: Die Pilger verknüpfen die Erwartung der Genesung von Krankheiten durch geistige Beeinflussung mit Gebet, Meditation und Singen an Orten, die durch besondere Ereignisse als heiliges Energiefeld angesehen werden. Lourdes in Südfrankreich ist ein Paradebeispiel dafür. Heilungen, die sich dort ereignet haben, werden, wenn sie entsprechend dokumentiert sind, durch die katholische Kirche offiziell als »Wunder« im christlichen Sinne anerkannt.

5 Wiesendanger, 1997, S. 33–40.
6 Wiesendanger, 1997, S. 40–49.
7 Wiesendanger, 1997, S. 49–70.

Der gleichen christlichen Institution gilt Besessenheit vom Bösen als eine Krankheit, die durch exorzistische Methoden geheilt werden muss. Deshalb werden bis heute an der päpstlichen Universität in Rom Priester als Exorzisten ausgebildet. Das entsprechende intensive Ritual besteht aus Handauflegen, Gebeten und der speziellen Formel: »Weiche, Satan!«[8]

Unter Schamanismus versteht man Trancerituale, deren Ursprung auf Naturvölker außerhalb der westlichen Hemisphäre zurückgeht. Der Trancezustand zur Aktivierung geistig-psychischer Potenziale kann durch Trommeln, Tanzen, Singen oder auch durch die Einnahme bestimmter Substanzen erreicht werden. Energetische Kräfte, die bei schamanistischen Praktiken auftreten, bezeichnet man im indo-tibetischen Kulturbereich auch als »psychische oder mystische Hitze«[9]. Dem bei uns praktizierten Schamanismus mangelt es in aller Regel jedoch an kulturell-religiösem Hintergrund. Denn er wurde oft von selbst ernannten Heilern hierher verpflanzt, die damit gegen die Vorgaben ihrer Herkunftskultur verstoßen. Echte Schamanen brauchen für ihre Rituale ein ursprüngliches kulturelles Milieu, das nicht einfach in fremde Lebenswelten transferiert werden kann. Es waren vor allem nordamerikanische Indianer, die in Europa als schamanistische Heilsbringer aufgetreten sind und auf diese Weise einen gewissen Boom ausgelöst haben.[10] Auch bei dem sogenannten mantrischen Schamanismus einer nach Österreich verschlagenen Finnin handelt es sich um eine eigene Schamanismusvariante mit feministischer Ausprägung. Trommeln und Singen sind zwar ihre Requisiten, die aber nichts mit dem Schamanentum der Lappen zu tun haben.[11] Neuerdings reklamieren

8 »Päpstliche Universität bildet Exorzisten aus«. In: Die Rheinpfalz, 2005; vgl. auch: »Don Gabriele Nanni, der oberste Exorzist des Vatikan«, www.spiegel.de, 23.02.2007.

9 Vgl. dazu Eliade 1956, S. 409.

10 Vgl. Renner, 2006, S. 9f.

11 Vgl. Obrecht, 1999, S. 53–71.

bestimmte Heiler einen Euro-Schamanismus für sich, bei dem sie christliche und archaische Elemente kombinieren wollen.[12]

Blick über kulturelle Grenzen

»Etwas, was man nicht erklären kann« ist nach den Vorstellungen des naturwissenschaftlichen Weltbildes nicht existent. Was nicht existent ist, kann man deshalb vernachlässigen. In der Konsequenz hält man nicht erklärbare Phänomene für Aberglaube, Magie, Zauberei oder für Wahnvorstellungen, Hirngespinste, Irreführungen – verursacht durch Krankheiten – oder für Placebo-Wirkungen.

Als Ethnologe muss man allerdings damit rechnen, auch heute noch auf Völker zu stoßen, deren Weltverständnis nicht naturwissenschaftlich geprägt ist. Sie nehmen sehr wohl Wirkungen zwischen Himmel, Erde und Menschen wahr, akzeptieren sie, sehen sie als selbstverständlich an und kalkulieren mit ihnen, obwohl sie, gemäß unserer Sichtweise, außerhalb wissenschaftlicher Erkenntnis liegen. Im Zusammenhang mit Heilprozessen muss zudem berücksichtigt werden, dass die Vorstellungen über Gesundheit und die Entstehung von Krankheit kulturgebunden sind. Die Afrikaner nehmen beispielsweise immer verschiedene Ursachen einer Krankheit an: natürliche und auch übernatürliche. Deshalb wenden sie Heilverfahren an, die beide Seiten berücksichtigen.[13] Navajo-Indianer im Südwesten der USA[14] praktizieren ebenso selbstverständlich geistiges Hei-

12 Vgl. Obrecht, 1999, S. 78–81.

13 Vgl. Kimmerle, 1991, S. 147f.

14 Die umfangreichen und komplexen Heilgesänge der Navajos erzeugen eine Art spirituellen Sog, dessen Heilwirkungen die Patienten spüren und dem sich auch fremdkulturelle Teilnehmer nicht entziehen können. Vgl. Renner 2001a, S. 16–22, 110–113; Renner 2001b, S. 650–652; Renner 2006, S. 49, 91/92.

len wie die Buschleute in der Kalahariwüste[15] oder Geistheiler auf den Philippinen[16]. Sie führen uns die auch heute noch gegenwärtige geistig-spirituelle Welt dieser Völker vor Augen, in der sich eine faszinierende Ganzheitlichkeit ihrer Lebens- und Denkweise widerspiegelt.

Dem Phänomen auf der Spur

Eine der zentralen Fragen beim Thema Geistheilen ist, wie Heilungssuchende Sicherheit über die Seriosität der Anbieter bekommen können. Diesem Anliegen, aber auch der grundsätzlichen Frage, ob Geist Materie (den Körper) beeinflussen kann, hat sich eine Forschergruppe verschrieben, die seit dem legendären Professor Dr. Hans Bender in Freiburg tätig ist. Der schon genannte Walter von Lucadou, Physiker und Psychologe, zunächst Mitarbeiter von Bender, hat diese Arbeit wesentlich geprägt und weiterentwickelt. Er hat ein anspruchsvolles Testverfahren entwickelt, in dem es darum geht, unter den geistigen Heilern psychokinetische »Begabungen herauszufinden«:[17] Die Versuchspersonen erhalten den Auftrag, zufällig erzeugte physikalische Impulse durch ihre geistigen Energien zu beeinflussen und zu steuern. Die Ergebnisse werden statistisch ausgewertet und können bei entsprechendem Verlauf belegen, dass die ausgeübten Energien nicht zufällig, sondern tatsächlich bei den

15 Die Buschleute der Kalahari verschaffen sich durch Trommeln, Tanzen, Singen Zugang zur Trance-Energie Num und damit zur geistigen Welt, von der aus sie heilen oder Gefahren beseitigen können. 30% der Frauen und 50% der Männer beherrschen diese Techniken, die mit enormem psychischem Stress verbunden sind. Vgl. Renner 2002, S. 190–192.

16 Die philippinischen Geistheiler sind besonders durch die sogenannte »Geistchirurgie« (Logurgie) weltweit bekannt geworden. Es heißt, sie können ohne Instrumente und ohne Schnitte in den Körper von Patienten eindringen und Krankheitsursachen entfernen. Die philippinische Heilerin Arsenia Cruz behauptet dagegen, diese Heilerfolge beruhten vor allem auf Magnetismus, also energetischen Kräften. Vgl. Chesi, o.J., S. 141.

17 Lucadou, 1997, S. 58f. und 111ff.

Versuchspersonen vorhanden sind. Das heißt aber auch, dass jene Probanden ausgeschieden werden, bei denen die Werte Zufälligkeit signalisieren.

Theo Bullinger, um dessen Lebensgeschichte als geistiger Heiler es in diesem Buch geht, hat am 5. März 1991 an einer solchen Testreihe im Institut für Grenzgebiete der Psychologie und Psychohygiene in Freiburg teilgenommen. Er wurde dabei von einer von ihm geheilten Patientin begleitet.[18]

Am 10. April 2007 konnte ich in Hinblick auf dieses Buch mit Walter von Lucadou noch ein persönliches Gespräch führen.

E. R. Wie schätzen Sie die Geistheilerszene in Deutschland oder auch darüber hinaus ein, soweit sich das überhaupt präzise sagen lässt?

W. L. Zunächst einmal ist festzuhalten, dass die Geistheilerszene in Deutschland ziemlich unklar ist, weil die Leute noch nicht so öffentlich arbeiten können wie zum Beispiel in England oder in Holland, wo die Geistheilung etabliert ist. Mit dem Urteil des Bundesgerichtshofs[19] hat sich jedoch eine gewisse Erleichterung ergeben. Bis dahin standen Geistheiler, die ohne Heilpraktiker-Zulassung gearbeitet haben, immer mit einem Bein im Gefängnis. Das ist jetzt geklärt. Deshalb kann man die Situation eigentlich als ganz gut bezeichnen. Es gibt zwar einen Geistheilerverband, trotzdem bleibt die Geistheilerszene gemischt, weil es natürlich auch Scharlatane gibt.

Das wird sich vermutlich noch weiterentwickeln, und ich hoffe auf ein Ende der Polarisation, nach der immer nur eine der folgenden Möglichkeiten gesehen wird: Alle sind Scharlatane, oder alles ist nur ein Placeboeffekt, oder aber alles ist ganz groß-

18 Laut Mitteilung von Walter von Lucadou am 9. Januar 2007 belegt dies eine entsprechende Datei des Instituts für Grenzgebiete der Psychologie und Psychohygiene in Freiburg. Dort heißt es: »5. März 1991, 10.00–13.00 Uhr Pk-Experiment Theo Bullinger + Patientin.«

19 Vgl. BGV-Urteil Az 1BvR 784/04.

artig. Die Realität liegt eben, wie immer, irgendwo dazwischen. Ich denke, dieser Prozess wird ganz allgemein den Geistheilern und den Patienten gut tun.

E. R. Welche Bedeutung haben Ihre wissenschaftlichen Tests bei der Qualifizierung von Geistheilern in der Vergangenheit und aktuell?

W. L. Diese wissenschaftlichen Tests haben eine indirekte Bedeutung für die Geistheiler. Es gibt zwar eine Reihe von Studien, in denen Geistheiler unter Doppelblind-Bedingungen[20] gearbeitet haben. Diese Studien sind zum Teil sehr erfolgreich verlaufen. Professor Ernst in England hat Nach-Analysen dieser Studien vorgenommen. Daran zeigt sich jedenfalls, dass man auf keinen Fall behaupten kann, am Geistheilen sei nichts dran.

Die Untersuchungen, die ich gemacht habe, sind nicht spezifisch zugeschnitten auf Geistheiler. Es geht darin generell um die Frage, ob es so etwas wie paranormale Phänomene im Zusammenhang mit dem Menschen gibt. Kurz gesagt, habe ich mit sehr vielen Menschen ein Experiment durchgeführt, um herauszufinden, ob der betreffende Mensch mit seiner Umgebung noch auf eine zusätzliche, andere Art in Verbindung steht, als man das bisher angenommen hat. Oder anders, im Fachjargon ausgedrückt, ob der Mensch mit seiner Umgebung Wechselbeziehungen, sogenannte Verschränkungskorrelationen, eingehen kann. Das kann sich auf ein materielles Objekt beziehen wie zum Beispiel einen Zufallsgenerator, aber ebenso auch auf einen anderen Menschen. Und das ist genau das, was Heiler tun.

Die vielen Menschen, die bei meinen Experimenten mitgewirkt haben – es sind bisher insgesamt mehrere Tausend –, haben eindeutig gezeigt, dass der Mensch mit seiner Umgebung solche Wechselbeziehungen eingehen kann. Und dies ist etwas, was man bisher nicht für möglich gehalten hat. Früher hat man

20 Bei Doppelblindversuchen wissen Versuchsplaner, Durchführende und Auswertende nichts voneinander. Vgl. Lucadou, 1997, S. 186–187.

es mit Begriffen wie Psychokinese oder außersinnliche Wahrnehmung bezeichnet. Gleichzeitig haben andere Untersuchungen (Nach-Analysen) die Geistheiler in dem, was sie erleben und was sie machen, in einer gewissen Weise auch gerechtfertigt.

Ich glaube daher, dass ich damit der Sache näher gekommen bin. Man kann diese Phänomene heute nicht mehr einfach als bloßen Placeboeffekt oder als Einbildung abtun.

E. R. Theo Bullinger war 1991 bei Ihnen gewesen und hat einen solchen Test gemacht. Wie schätzen Sie seine Fähigkeiten aufgrund der Untersuchung ein?

W. L. Zunächst einmal würde ich Theo Bullinger von seiner ganzen Art und Herangehensweise als einen typischen Heiler bezeichnen. Er reiht sich ein in die Tradition der in der Bevölkerung schon immer vorhandenen Heiler, ein bodenständiger Heiler sozusagen. Solche Heiler entdecken ihre Fähigkeiten meistens entweder durch ein Initialerlebnis oder werden von anderen Heilern gewissermaßen entdeckt. In diese Tradition gehört Theo Bullinger.

Er hat bei mir einen statistischen Test gemacht, in dem er ein *hoch signifikantes Ergebnis* erzielte. Er gehört nach meiner Klassifizierung zu den motivierten Versuchspersonen, die *wirklich etwas erreicht haben,* im Gegensatz zur Klasse der motivierten Probanden, bei denen kein Effekt auftritt. Das kann er zweifellos für sich verbuchen. Zu seinen spezifischen Wirkungen auf medizinischem Gebiet kann ich mich natürlich nicht äußern, denn diese habe ich seitdem nicht verfolgen können. Da bedürfte es eigener Untersuchungen und Dokumentationen.

Walter von Lucadou konnte also mit anderen Worten nachweisen, dass energetische Potenziale, wie sie in besonderer Weise bei Heilern wie Theo Bullinger vorliegen, tatsächlich existieren, wobei sie aber dennoch unerklärbar bleiben. Sicher ist, dass es sich um außergewöhnliche Begabungen handelt, deren Herkunft für Wissenschaftler und Normalbürger rätselhaft bleibt, nicht jedoch für viele Heiler selbst.

Nach meiner Auffassung kann es für Theo Bullingers Arbeit als Heiler keine bessere unabhängige Legitimation geben als jene durch Walter von Lucadou. Man darf Theo Bullinger deshalb zu *den profilierten Heilern in Deutschand* rechnen; sein Name wurde im Übrigen schon vor Jahren zu den 25 besten Heileradressen in Deutschland gezählt.[21]

Entstehung und Ziel dieses Buches

Die Initiative für das vorliegende Buch ging von mir aus. Bei einem Gespräch mit Achim Bullinger fragte ich, was es mit der Praxis für Parapsychologie von Theo Bullinger auf sich hätte. Sein Vater heile sehr erfolgreich mit den Händen, war seine Auskunft, und das seit Anfang der 1990er Jahre. Als Ethnologe, Pädagoge und Biografieforscher war das wie eine Initialzündung für mich. Trotz einer gewissen Öffentlichkeitsscheu wegen schlechter Erfahrungen erklärte sich Theo Bullinger einverstanden, mit mir dieses biografische Projekt zu versuchen. Bei meinen bisherigen Projekten dieser Art ging es mir darum, das Selbstbild der ausgewählten Persönlichkeiten herauszuarbeiten. Nur wenn man weiß, wie jemand sich selbst, seine eigene Entwicklung und die sonstige Welt sieht, kann man ihn wirklich verstehen. Und genau das scheint mir bei einer Heilerpersönlichkeit wie Theo Bullinger besonders aufschlussreich und spannend zu sein. Also habe ich versucht, in ausführlichen Interviews seinen Blick auf sich selbst, auf die eigenen Fähigkeiten

21 Vgl. die Artikelserie »Die neuen Wunderheiler«. In: Heim und Welt, 2000.

und Begabungen zu lenken, habe mich immer näher an ihn herangearbeitet, sodass daraus die nachfolgende Selbstbiografie entstehen konnte.

Wer sich mit dem Thema Geistheilung beschäftigt, begegnet vielen unkonventionellen Phänomenen. Viele begabte Heiler führen ihre Fähigkeiten auf ein Initiationserlebnis zurück, dem sie sich nicht entziehen konnten. Mit diesem Tatbestand gehören Geistheiler in unseren Breiten in den Personenkreis traditioneller Heiler, wie sie auch bei anderen Völkern dieser Welt beobachtet worden sind. Theo Bullingers Initiationserlebnis ist im Kapitel »Die Erscheinung« beschrieben. Bemerkenswert und ungewöhnlich ist bei ihm, dass die darauf zurückgeführte Begabung drei Jahrzehnte brauchte, um sich durchzusetzen und öffentlich zu werden. Aber auch er konnte sich diesem Initiationserlebnis nicht entziehen. Ein anderes Phänomen ist die auf seiner Begabung gründende Intuition, die Theo Bullinger seherische Fähigkeiten verleiht, sodass er Krankheiten seiner Patienten »sehen« und bezeichnen kann. Eine weitere kaum erklärbare Fähigkeit spiegelt sich im Verfahren des Fernheilens per Telefon. Man muss sich also nicht wundern, wenn man ihn auch mit okkulten Phänomenen befasst.

Schließlich zeigen einige der hier geschilderten Ereignisse, dass Theo Bullingers energetisches Potenzial auch bei Tieren, Gegenständen und in der außermenschlichen Natur wirksam sein kann. Auch diese Seite seiner Fähigkeiten ist für viele nur schwer nachzuvollziehen.

In dem Kapitel »Augenzeugen« lasse ich Personen zu Wort kommen, die ihm nahe stehen oder ihn schon lange kennen. Dadurch entfaltet sich gewissermaßen ein zweiter Blick auf seinen Entwicklungsgang als Heiler und auf seine Heilertätigkeit. Eine solche Perspektive fehlt bei den bisher bekannten Publikationen über Geistheiler. Schließlich werden in einem letzten Abschnitt Texte verschiedener Herkunft (Internet, Briefe, Berichte) versammelt, die ein interessantes Stück Dokumentation seiner Heilerfolge darstellen. Theo Bullinger und seine Familie haben den gesamten Text gelesen und autorisiert.

Bei meiner ersten Begegnung erlebte ich Theo Bullinger folgendermaßen: Ein lebhafter, freundlicher, nicht mehr ganz junger Mann ohne jegliche Allüren kommt mir entgegen, gibt mir die Hand und führt mich in sein Behandlungszimmer. Sofort beginnt er mich zu mustern, erklärt, er wolle etwas probieren, obwohl ich eigentlich nicht deshalb gekommen war. Während er sich hinsetzt, stehe ich ihm gegenüber vor einem Stuhl. Langsam bewegt er seine aufgerichteten Handflächen gegen meine Knie, ohne sie zu berühren. Ich spüre einen starken Wärmestrom. Auf diese Weise zwingt er mich zum Sitzen, wehren kann ich mich nicht dagegen. Ich bin perplex. Als ich die Beine übereinanderschlage, kritisiert er meine Haltung, sieht sofort, dass eines meiner Beine etwas kürzer ist. Wieder ohne mich zu berühren, nur mit den Händen über meinen Beinen, gelingt es ihm, meine Beine zu ziehen, sie werden regelrecht aus der Wirbelsäule herausgeholt, bis sie längenmäßig ausgeglichen sind. Meine akuten Rückenprobleme hätten in der unterschiedlichen Beinlänge eine Ursache, sagt er. Während dieser Begegnung klingelt ständig das Telefon. Als er schließlich abnimmt, werde ich Zeuge, wie Theo Bullinger eine Frau durch Fernheilung behandelt.

Eine andere Situation: Ich frage Theo Bullinger nach seinen Erfolgen bei Prostata-Erkrankten und erzähle, ohne beauftragt zu sein und völlig anonym, von einem Schulfreund, der bereits einen Eingriff hinter sich hat und einen zweiten nicht zulassen will. Theo Bullinger berichtet von einigen Erfolgen bei solchen Erkrankungen. Ohne dass ich ihn veranlasse, sagt er, er wolle sogleich etwas für diesen Freund tun, ihm Erleichterung verschaffen. Dabei steht er mitten im Raum, konzentriert sich nach innen und macht dann einige energische, nach vorne gerichtete

Bewegungen mit beiden Händen, gibt mehrfach zischende Laute von sich. Es ist gerade 19 Uhr, und Herr Bullinger fordert mich auf, meinen Freund von zu Hause anzurufen und ihn zu fragen, ob es ihm am Abend um diese Zeit heiß geworden sei. Danach werde er Erleichterung verspüren. Ich solle ihn unbedingt anrufen, sagt er zu mir.

Um ehrlich zu sein, habe ich zu Hause lange gezögert, wirklich anzurufen, ich fürchtete, mich lächerlich zu machen. Schließlich rufe ich doch gegen 20.45 Uhr an. Der Freund glaubt, ich melde mich, um mich mit ihm zu verabreden. Ich antworte, ja, das auch, aber eigentlich wolle ich ihn etwas Ungewöhnliches fragen. Er solle aber nicht denken, ich sei nicht bei Sinnen. Nein, nein, ist seine Antwort.

Als ich frage, wie er sich am Abend so etwa um 19 Uhr körperlich gefühlt habe, überlegt er nicht lange. Er sei in den Garten zu seiner Frau gegangen und habe ihr gesagt, es sei ihm so furchtbar heiß. Die Jacke solle er ausziehen, habe sie geantwortet. Was denn los mit ihm sei. Wahrscheinlich weil er am Nachmittag Tee getrunken habe, sucht er eine plausible Erklärung. Tatsächlich ist diese energetische Wirkung, ohne dass Theo Bullinger Namen oder Wohnort kannte, allein durch die gedankliche Verbindung über *mich* als Medium bei meinem Freund angekommen. Unglaublich, aber wahr!

Darauf erzähle ich meinem Freund von Herrn Bullingers Aktion und berichte von einigen Heilungserfolgen, von Besserungen bei Prostata-Erkrankungen. Von Theo Bullinger habe er schon viel Gutes gehört, sagt mein Freund.

Eine letzte, selbst erlebte Episode: Eines Tages verspürte ich starke Schmerzen in der linken Hüfte. Beim Liegen, Stehen, Bewegen immer waren sie da. Die Beschwerden zogen sich über mehrere Tage hin. Ich überlegte schon, einen Arzt aufzusuchen. Doch kurz darauf trafen wir uns mit einem befreundeten Mediziner. Dann fragt man eben, wie es geht. Als ich von meinen Beschwerden berichte, macht er einen bestimmten Bewegungstest mit mir und meint, das könnte sich zu einer Nierenbeckenentzündung auswachsen. Ich solle zum Arzt gehen. Zwei, drei Tage später bin ich bei Theo Bullinger, der auch immer fragt, wie es mir geht. Als ich von den Schmerzen erzähle, behandelt er mich sofort, legt mir die Hände eine Zeitlang auf, bewegt sie in verschiedene Richtungen. Es ist kaum zu glauben, aber die Schmerzen hören unmittelbar auf, sind wie weggeblasen. Ich versichere, danach nichts mehr gespürt zu haben.

Im Laufe der Arbeit an unserem biografischen Projekt habe ich mit vielen Leuten Kontakt gehabt, die sich lobend über die Fähigkeiten Theo Bullingers geäußert haben. Ihre Berichte sind in diesem Buch wiedergegeben. Darin zeigt sich eine große Bandbreite an Heilerfolgen. Sein energetisches Potenzial ist nicht auf spezielle Krankheitsbilder ausgerichtet. Er selbst sagt häufig, wenn die Leute auf ihn reagieren, dann könne er ihnen zumeist helfen. Allerdings ist er auch in der Lage, Patienten durch bestimmte heilerische Maßnahmen für seine Heils lungen empfänglich zu machen. Die Heilmaßnahmen Theo Bullingers sind geprägt von der schon erwähnten außerordentlichen Intuition, die nur einer besonderen Begabung entspringen kann. Wenn er Patienten vor sich hat, muss er deshalb nicht mühsam diagnostizieren, sondern ist in der Lage, spontan zu analysieren. Er weiß und spürt sofort, worauf es ankommt, was ihnen fehlt. Seine Patienten nehmen das auch so wahr.

Eines ist mir bei meiner Beschäftigung mit der Geistheilerszene besonders deutlich geworden. Eine Beurteilung der Heilertätigkeit von Persönlichkeiten wie Theo Bullinger aus schulmedizinischer Sicht ist nicht möglich. Hier zählt allein der Heilerfolg. Man kann ohne Übertreibung sagen, dass diese Erfolge ihn in ganz Deutschland bekannt gemacht haben. Das Kapitel »Dokumente« gibt einen Eindruck davon. Seine Heilerfolge haben dazu geführt, dass nicht wenige Patienten ihn einen

Wunderheiler nennen – ein Begriff, den er selbst allerdings nicht für sich in Anspruch nehmen würde.

Energetische Kräfte und Fähigkeiten, wie sie Theo Bullinger in erstaunlichem Maße besitzt, lassen sich nicht in schulmedizinische Fesseln legen oder in einer Ausbildung als Heilpraktiker verwerten. Im Gegenteil, sie folgen eigenen, nicht ohne weiteres zugänglichen Gesetzen und gewinnen ihre analytischen und therapeutischen Möglichkeiten ganz aus sich heraus. Das bedeutet, zur Praxis der Geistheilung gehört eine eigene analytische und therapeutische Logik.

Insgesamt können wir uns der Bewertung eines Experten auf diesem Gebiet[22] anschließen, und zwar in dreierlei Hinsicht. 1. Nach seiner Auffassung gelingt Geistheilung nicht selten gerade dann, wenn man glaubt, dass nichts mehr helfen könne. 2. Geistiges Heilen hat im Großteil aller Fälle positive Wirkungen auf die Behandelten, weil Beschwerden gelindert oder beseitigt und das allgemeine Befinden deutlich verbessert wird, ohne dass die ablaufenden Heilprozesse nachvollzogen werden könnten. 3. Schließlich zieht geistiges Heilen keinerlei Nebenwirkungen nach sich und lässt sich mit jeder schulmedizinischen Behandlung vereinbaren.

Prof. Dr. Erich Renner

22 Vgl. Wiesendanger, 1997, S. 303.

Etwas, was man nicht erklären kann

Die Erscheinung

Es war an einem heißen Sommertag im August, ich war siebzehn Jahre alt, also im Jahr 1956. Mit zwei gleichaltrigen Freunden war ich im Wald, in einer Gegend, die wir hier in Herxheim den Oberwald nennen. Unweit vom Bildstöckel, einem Glaubensort für die Einheimischen. Der Weg dorthin war auf einer Seite mit Hecken bestanden, Gestrüpp eben, vielleicht hundert Meter vom Bildstöckel entfernt. Die Leute sind diesen Weg immer entlanggegangen. Heute ist dort eine Straße durchgebaut, die Hecken sind weg, und man kann nicht mehr direkt an die Stelle. Jedenfalls waren wir damals zu dritt im Wald spazieren, haben mit Pfeilen auf die Bäume geworfen, immer nur auf die Bäume gezielt.

Ich erinnere mich noch genau, als ich an jenen Hecken vorbei wollte, konnte ich nicht, denn sie fingen plötzlich an zu leuchten. So, als ob sie brennen würden. Die Büsche haben angefangen zu glühen, mindestens so hell, als würde die Sonne aufgehen. »Was ist denn jetzt los«, habe ich gedacht. Es war wie ein Schock für mich. Und dann war da eine Gestalt, eine unheimlich mächtige Gestalt in einem weißen langen Gewand. Sie trug lange Haare und war groß – bestimmt zweieinhalb Meter –, mächtig jedenfalls. Durch das starke Licht konnte ich nicht alles genau sehen, ich war wie geblendet.

Und meine zwei Freunde sind mitten im Laufen stehen geblieben, das weiß ich noch genau. Mitten in der Bewegung sind sie hängen geblieben, als ob jemand einen Film abschaltet. Sie wollten laufen und konnten nicht, weder vor noch zurück. Wie versteinert. Ich habe sie noch angeschaut und gedacht, was ist mit denen los. Als ich sie später fragte, haben sie gesagt, sie hätten nichts gemerkt, sie wüssten überhaupt nichts.

Und dann die Gestalt. Sie war kein irdisches Wesen, sie war etwas Höheres. Natürlich kann ich nicht sagen, es war eine göttliche Erscheinung, kann auch nicht sagen, sie war christlich oder islamisch. Niemand weiß, wer und was es war. Die Gestalt hat angefangen zu sprechen, hat *mich* angesprochen, nicht die anderen. Sie hat aber veranlasst, dass die anderen wie versteinert waren. Als ich angesprochen wurde, bin ich nur dagestanden, konnte keinen Laut hervorbringen in diesem Moment, war wie gebannt. Doch hab ich mich noch reflexartig selbst berührt, ob ich es auch wirklich bin. Die Gestalt hat mir viele Dinge gesagt, was alles geschehen werde, vor allem, dass ich besondere Fähigkeiten bekommen werde. Diese würden sich von selber einstellen, und sie wären für einen Menschen außergewöhnlich. Ich müsse vorsichtig sein, den Leuten davon zu erzählen, weil sie mich leicht als Zauberer abstempeln könnten. Meine Fähigkeiten hätten mit Heilkunde zu tun. Zukünftig würde ich Leute heilen können mit Hilfe des Universums. Vielleicht war damit auch kosmische Energie gemeint. Das bedeute aber nicht, so sagte die Gestalt, es käme von Gott. Und überhaupt, sie selbst müsse unbenannt bleiben. Ich aber selbst sei derjenige, der heilen solle, ich würde zu gegebener Zeit wissen, wie das auszuführen sei. So hat sie mich aufgeklärt. Dann habe ich sie angeredet. Die Gestalt hat geantwortet, mit meinen Freunden habe das nichts zu tun, es müsse so sein, sie dürften davon nichts mitbekommen. Es sei ein Gespräch zwischen uns beiden. Im Einzelnen dürfe ich nicht erwähnen, was zwischen uns gesprochen worden ist. Danach ist die Gestalt wieder verschwunden. Wie lange das alles gedauert hat, kann ich nicht sagen.

Etwa vier Wochen später habe ich dann deutliche Löcher in Händen und Füßen bekommen. Man hat wirklich Wattestäbchen durchstechen können, von vorne nach hinten oder von hinten nach vorne, zwei durchgehende Löcher in den Händen, zwei Löcher in den Füßen. Rechts und links im Fuß und in den beiden Händen. Habe nicht wahrgenommen, weshalb und wieso, weiß auch nicht, wie sie in Hände und Füße gekommen sind. Sie waren plötzlich da, irgendwie muss es geschehen sein. Sie sind dann wieder schön verheilt. Damals hab ich in Herxheim an der Kirche gearbeitet. Und der Pfarrer, er hieß Geraldi und lebt heute nicht mehr, hat mich gefragt, warum ich meine Hände und Füße verbunden hätte, denn ich hatte offene Sandalen an. Ich hab halt geantwortet, ich hätte Löcher drin. Was sonst sollte ich sagen. Wir haben damals die Lautsprecheranlage beim Umbau der Kirche installiert, als ich die Wunden hatte. Der alte Chef der Firma, bei der ich war, ist auch gestorben. Mit dem habe ich auch nicht über meine Wunden gesprochen. Niemand hätte mir geglaubt. Auf jeden Fall sind sie schön verheilt. Doch da, wo damals die Löcher waren, kommen jetzt die Strahlen raus.

So was kann man doch niemandem erzählen. Jeder würde sagen, was redet der für einen Mist, oder was ist denn mit dem los? Man sagt ja auch nicht, hör, ich hab da eine seltsame Erscheinung gehabt! Wer glaubt einem das?

Allerdings, zu meiner Mutter hab ich gesagt: »Hör mal, ich war da draußen im Wald, da war so eine seltsame Sache, denn ich hab dort eine Erscheinung gehabt.«

»Ach ja, fängst du nun an zu spinnen«, hat sie geantwortet.

Darauf konnte ich nur sagen: »Ach ja, ich fang halt an zu spinnen. Ich hab genau gewusst, was du antwortest, wenn ich dir das jetzt sage. Aber ich wollt dir doch nur mal sagen, was wirklich passiert ist.«

»Büwel«, hat sie gesagt, »das darfst niemand erzählen, sonst halten sie dich für blöd, sonst kommst in die Psychiatrie.«

»So komm ich mir auch gerade vor«, hab ich erwidert.

Als ich dann die Wunden bekam, hat meine Mutter gefragt, was ich da hätte. »Ich weiß auch nicht«, war meine Antwort. Angefangen hat es, als wären es Geschwüre, bis es richtige Löcher waren. »Wollte mal sehen, ob es wirklich durchgeht«, hab ich ihr erklärt, als sie gesehen hat, wie ich mit einem Stäbchen dran probiert habe. Ich hab noch gedacht: »Das gibt's doch nicht, dass sich so ein Geschwür durchfrisst.« Dann ist mir eingefallen, dass ich als Kind mal einen schlimmen Ausschlag am Arm hatte, der mir fast abgeeitert wäre. Niemand wusste, wo der herkam, aber ich hatte unwahrscheinliche Schmerzen. In der zweiten Klasse war ich damals. Der Arzt hat alles probiert, doch es hat nichts geholfen. Schließlich ist es wieder weggegangen, wie es gekommen ist, auf einmal einfach abgeheilt. Jedenfalls hat mir meine Mutter immer geholfen, die Löcher in Händen und Füßen zu verbinden. Auch diese Wunden sind verschwunden, wie sie gekommen sind. Komisch war nur, dass ich sie so gleichmäßig in den Händen und den Füßen hatte, mitten in der Handfläche und auf den Fußrücken.

Meine beiden Freunde, einer ein Jahr älter, der andere so alt wie ich, die leben ja noch. Aber die wissen von gar nichts. Die haben nichts gemerkt. Deshalb hab ich auch nichts mehr erwähnt. Sonst hätten die geglaubt, ich spinne oder was. Ich weiß noch, wie ich aus Ärger einen Pfeil nach ihnen geworfen habe. Mit der Spitze hat er einen der beiden in den Hintern getroffen, dass er es gespürt hat. Das ist wirklich kein Witz. Hätte ich die damals angesprochen, gefragt, ob sie etwas von der Erscheinung gemerkt hätten oder so, wäre ich für verrückt erklärt worden. Ich durfte gar nichts davon sagen, wer weiß, was die von mir gedacht hätten! Aber ich begreife heute noch nicht, wieso die nichts gemerkt haben. Das ist mir ein Rätsel. Die wissen auch heute, dass ich als Heiler tätig bin, können das aber nicht damit verbinden, denn das Ereignis liegt lange zurück in unserer Jugendzeit.

Wie gesagt, da, wo die Löcher in meinen Händen waren, kommen die Strahlen heraus. Man sieht so ein bissel blau, so ganz leichte blaue Punkte, wenn man draufschaut. Oder auch so ein feiner blauer Strich. Ganz anders ist es mit den Füßen. Ich habe sie nie beim Heilen eingesetzt und weiß nicht, welche Bedeutung die Fußwunden haben, vielleicht sind sie eine Art Erdung, haben etwas mit Erdverbindung zu tun.

Aber wichtig sind die Augen, meine Augenstrahlen. Sie sind viel stärker als die aus den Händen. Außerdem sind es unterschiedliche Strahlen, die der Hände sind ganz anders als die der Augen. Wenn ich mit den Augen auf Nervenschmerzen draufgehe, wird es warm und die Schmerzen vermindern sich, sie heilen. Wenn ich mit den Händen auf Nervenschmerzen gehe, verstärken ihre Strahlen die ursprünglichen Schmerzen. Mit den Händen vermehren sich die Schmerzen, mit den Augen nicht, obwohl es auch warm wird. Das liegt an der Andersartigkeit der Strahlen. Genauer kann ich das nicht erklären, es ist eine Erfahrungstatsache. Ich komme auf jeden Fall mit den Augen viel tiefer in den Körper rein, die Tiefenwirkung ist größer. Auch kann ich mit den Augen verschweißen, kleine Löcher zumachen oder Geschwülste beseitigen. Ich verbrenne sie, isoliere sie, sodass sie dann absterben, von innen heraus. Aus den Händen kommen ganz andere Strahlen als aus den Augen.

Durch Schütteln, durch Vibrieren kann ich Strahlen intensivieren, um das Zehnfache verstärken. Bei Körperstellen, in die ich nicht gut hineinkomme, hilft mir das Vibrieren durchzustrahlen. Die Strahlen werden gewissermaßen hineinmassiert. Ich massiere sie in den Körper hinein. Dann gehen sie viel stärker durch. Das spüren die Patienten auch. So bringt es mehr Wirkung. Ich wurde darin auch getestet.

Magnetwellen-Therapie[23] ist heute ja gang und gäbe. Gelenkschmerzen und Rheuma lassen sich über Magnetismus ziemlich beeinflussen. Etwas, was wir schon immer praktizieren. In der Medizin besinnt man sich langsam auf das, was wir schon immer tun. Das spricht für uns, also muss an unserem Verfahren etwas Wahres dran sein.

Es ist bekannt, dass man bestimmte Wunden mit Magneten behandelt, die man außen um die Wunden legt, sodass sie wunderbar verheilen. Jedoch, mit keinem Gerät kann man durch den ganzen Körper durchstrahlen. Wenn ich bei jemand am Rücken durchdrücke, tupfe ich ihn so an, bis er es vorne an der Hand spürt. Auf diese Weise können wir innere Sachen behandeln, haben einen Vorteil gegenüber Ärzten, die nicht tief genug einwirken können. Wenn ich die Hand irgendwo hinlege, grad den Finger nehme, dann geht die Wärme durch, bis runter in den Zeh. So wird der ganze Körper durchgespült. Wenn die Wärme hängenbleibt, wird dies durch eine gewisse Krankheit verursacht. Also entsteht ein Stau, den ich lösen muss. So kommt es dann, dass die Schmerzstellen verschwinden.

Meine Kraft ist so stark, dass ich den Leuten helfen muss, sonst hab ich das Gefühl zu explodieren. Ich explodier ja wirklich, ich sag's wirklich ganz ehrlich. Wenn ich eine Zeit lang nichts getan hab, dann drängt es mich, meine Kräfte anzuwenden, selbst wenn ich hergehe und Wolken wegschiebe, die ich dann später wieder herbeihole. Das muss dann sein!

Unwirkliche Erfahrungen

In meiner Kinderzeit, als ich noch zur Schule ging, stand an der Stelle, wo heute die Metzgerei Schumacher ist, ein Tabakschup-

23 Elektromagnetische Therapie basiert auf einer Erhöhung bzw. Intensivierung des Magnetismus. Siehe dazu www.arate.at/magnetwellen_therapie.htm.

pen. Im Winter haben dort die Bauern ihren Tabak gewogen. Manchmal bin ich an dem Schuppen vorbeigelaufen, und jedes Mal habe ich oben so eine weiße Gestalt gesehen. Früher hat man ja oft die Leute veräppelt, sich ein Leintuch umgehängt und jemandem Angst gemacht. Deshalb dachte ich, das wäre so einer: »Mensch, da will mich einer ins Bockshorn jagen.« Aber jedes Mal, wenn ich dort entlanggegangen bin, war da plötzlich eine weiße Gestalt. Sie ist immer hin und her geschwebt. Wie und was das war, kann ich auch nicht sagen, habe auch nicht weiter danach gefragt. Später war die Gestalt dann nicht mehr da. Ich weiß nur, ich habe etwas gesehen, was andere nicht wahrgenommen haben.

In unserer Familie waren wir für bestimmte Sachen ein bissel begabt. Mein Onkel hat es zum Beispiel fertiggebracht, Tische hüpfen zu lassen und solches Zeug. Als kleiner Bub hab ich manchmal dabei gesessen, wenn er es gemacht hat. Wir waren dann alle an einem Tisch, er hat die Hände auf die Platte gelegt und der Tisch hat angefangen zu hüpfen und zu zittern. Solche Sachen konnte der schon immer, war darin eine Ausnahmeerscheinung. Es gab nichts, was der nicht konnte. Manchmal war er Seiltänzer, ist Seil gelaufen, und ich hab es ihm nachgemacht. So was war bei uns in der Familie einfach drin, irgendwie angeboren. Dieser Onkel war der Bruder meiner Mutter.

Legte er die Hände auf den Tisch, hat es gebebt und gezittert, hörte man es rappeln und die Gläser fingen an zu zittern. Manchmal hat man auch gehört, dass jemand die Treppe rauf und runter geht, obwohl niemand da war. Mein Onkel hat schon etliche Sachen gemacht.

Einmal, als ich noch ein Jugendlicher war, bin ich mit dem Mofa von Herxheim nach Billigheim gefahren, denn dort war Tanzmusik. Ich hatte da ein Mädchen kennengelernt und wollte unbedingt hin. Es hat geschüttet, was die Wolken hergaben. Ich hab noch zum Himmel geschaut und gedacht: »Jetzt müsste es aufhören, sonst kann ich zu Hause bleiben.« Tatsächlich haben sich plötzlich die Wolken geteilt, dass wir fahren konnten.

Ein Freund ist hinter mir hergefahren. Obwohl es geregnet hat, was runter konnte, sind wir nicht nass geworden. Unter einem regelrechten Wolkenschlitz bin ich hindurchgefahren, ohne nass zu werden. Auch mein Freund ist trocken geblieben.

»Was war denn das jetzt«, hat er mich gefragt, »ich bin hinter dir hergefahren und nicht nass geworden, genau wie du. Ich hab grad gemeint, es wird Tag.«

Als wir am Tanzsaal ankamen, sind wir abgestiegen und rein und wieder hat es geschüttet, hat die ganze Nacht durchgeregnet. Man kann das nicht begreifen.

Später hat dieser Freund einen schweren Unfall gehabt und eine schwere Hirnquetschung erlitten. Nur sieben, acht Prozent seines Gehirns sind noch funktionsfähig.

Ein Gespür für praktische Dinge

Als ich aus der Schule kam, hab ich erstmal Bäcker gelernt. Mein Bruder war auch Bäcker. Doch nach zwei Jahren wollte ich nicht mehr. »Das hat keinen Wert, was sollen wir mit zwei Bäckern in der Familie, ich lern Elektriker«, hab ich gesagt. Bei der Firma Detzel in Herxheim ging ich dann in die Lehre als Elektroinstallateur. Dort musste man alles machen, egal, was kam: Gips abladen aus Lkws, Ofenrohre herstellen, Fahrräder einspeichen, alle Arbeiten für Elektro und Installation. Die Firma hat dann Traktoren und landwirtschaftliche Maschinen hinzugenommen, hat sie repariert und verkauft. Um Düsen einstellen und Hydrauliken einbauen zu können, habe ich deshalb in Karlsruhe bei der Firma Ungeheuer einen Kurs mitgemacht. Für solche Reparaturen war ich dann zuständig, sonst war keiner dafür da. Außerdem war eine Autoschlosserei dabei.

Die Firma Detzel gehörte drei Brüdern, einem Autoschlosser, einem Elektriker und Baustoffhändler, einem Kaufmann. Es war eine Gemeinschaftsfirma, eingerichtet in *einem* Hof. Dort hat man halt alles machen, überall zulangen müssen. Wurde ein Motor aus einem Auto ausgebaut und man ist grad entlang gelaufen, hieß es, komm her, komm mal rüber, hilf mir mal den Motor rausheben. Man war also Mädchen für alles. War man abends um zehn geduscht und es ist grad ein Lkw mit Zement angekommen, wurde angerufen, und man musste hinunter zum Abladen, auch samstagabends. Egal, was war, man hat helfen müssen, das haben wir bald begriffen. In dieser Firma in Herxheim war ich lange als Elektriker tätig.

Bei der Arbeit als Elektriker sind mir Dinge gelungen wie wenig anderen. Egal, was ich angelangt hab, es hat funktioniert, auch bei schwierigen Situationen. Wurde ein Erdschluss gesucht, den keiner gefunden hat, mir ist er gelungen. Das Gefühl hatte ich, war sensibel dafür, die Fähigkeiten waren irgendwie bei mir vorhanden. Es gab nichts, was ich nicht hingekriegt habe. Hat etwas nicht funktioniert, ich hab die Lösung gefunden. Immer hat man mich geholt, wenn etwas schwierig war. Das war schon immer so.

Wie gesagt, in dieser Firma war man an allem beteiligt. Ein Problem waren die Traktoren, denn ihre Hydraulik musste nachträglich eingebaut werden. Weil sie unterhalb des Sitzes eingefügt wurde, war das eine schwierige Arbeit. Wenn sie keiner hineingebracht hat, dann hab ich's übers Eck probiert und auf einmal ist sie doch hineingerutscht.

Als ich noch Lehrbub war, saßen wir mal im Hof und haben an einer Landmaschine gearbeitet. Wir mussten sie auseinandermontieren, die Welle abschleifen und wieder zusammenbauen. Diese Wellen mussten beim Einbau durchgeschoben werden, aber es war oft schwierig, sie wieder hineinzukriegen. Jedenfalls waren vier, fünf Mann dabei und haben es nicht geschafft. Deshalb waren sie drauf und dran, den großen Schlaghammer zu benutzen. »Hört auf«, hab ich gesagt, hab dran gelangt, und die Welle ging gerade so rein, ist einfach hineingerutscht. Die hätten das Ding mit dem großen Hammer zerschlagen, unbrauchbar gemacht. So war es bei mir in allem!

Auch an Mofas hab ich viel herumgeschraubt, hab jedes Mofa schneller gemacht. Ich konnte Zündungen einstellen ohne irgendetwas zum Nachprüfen. Eine Messlehre hab ich dazu nicht gebraucht, nur mit Gefühl, mit den Augen, mit den Fingern, optimal. Es hat gepasst und ist auch dann gelaufen.

Privat haben wir Theater gespielt, zu Hause, mit Schattenbildern gearbeitet. Kerzen hinter die Leinwand gestellt und mit Händen und Fingern alle möglichen Figuren imitiert. Solche Sachen haben uns in unserer Familie schon immer gelegen. Ob es Musik oder sonst was war, wir waren ein bissel begabt. Mein Onkel war Tanzlehrer, mein Opa war Tanzlehrer, meine Mutter war Tanzlehrerin, alle sehr talentiert. Egal, wo ich hingekommen bin, mit jeder Tanzpartnerin hab ich harmoniert. Wenn ich mal meinen Onkel drüben in Augsburg besuchte, und es gab Ausfälle bei den Tanzkursen für Fortgeschrittene, bin ich eingesprungen, obwohl ich unerfahren war. Hab zwei-, dreimal zugeschaut, bis ich mit der Partnerin getanzt habe. Die wollte dann keinen anderen mehr. Also auch im Tanz waren wir talentiert.

Später habe ich auf dem Bau gearbeitet, Kranführer gemacht und etliche Jahre Kräne gefahren. Ich konnte einen ganzen Kran zerlegen, alles auseinanderklemmen, alles rausnehmen. Wahnsinnig viele Kabel sind in einer Trommel zusammengelaufen, die hab ich aus der Öffnung rausgehoben, zerlegt und außen wieder zusammengeklemmt. Und schon hat wieder alles funktioniert. Die Kollegen konnten sich nicht vorstellen, dass es wieder läuft, weil's zu viele Drähte waren. Doch mir ist es gelungen, wieder alles so zusammenzuschließen, dass es gepasst und funktioniert hat. Bei mir gab es nichts anderes.

Eine Zeitlang hab ich auch als Fliesenleger gearbeitet. Dabei brauchte ich nie Maß zu nehmen. Andere haben gemessen und sind doch nicht hingekommen. Auch dafür hatte ich ein Gefühl. Die Maße sind immer aufgegangen.

Schließlich bin ich zur Landwirtschaft gekommen, zur Gartengestaltung. Das war dann etwas, bei dem ich mich verwirklichen konnte, mit all den Natursteinen, mit Bruchsteinen. Bruchsteinmauern, die ich gebaut habe, die hat keiner sonst so hingebracht. Irgendwie hatte ich ein Gefühl für solche Sachen. Haben wir bei Ärzten gearbeitet, war ich immer für die ausgefallenen Dinge zuständig. Und immer hat alles geklappt. Bei dieser Firma, die meinem Cousin gehörte, blieb ich lange.

Wurden Gärten angelegt, hab ich die Raupe gefahren. Waren die anderen Arbeiter beim Pflanzen, hab ich die Maschine gefahren, hab alles eingefügt, die Erde eingebracht. Als die Pädagogische Hochschule in Landau gebaut wurde, bekam unsere Firma den Auftrag, die Mauern der Fortanlagen zu säubern und den Hang zu gestalten. Das war nicht ganz einfach. Wenn Lkws Erde angefahren und aufgeschüttet haben, musste aufgepasst werden, dass es nicht zu viel wird, sonst hätte es mit dem Schubkarren wieder rausgefahren werden müssen. Auf andere Weise ist man da nicht hingekommen. Ich war verantwortlich, dass nichts nachgefüllt und wegtransportiert werden musste. Alles hat wirklich gepasst. Auch dafür hatte ich ein Gefühl. Und, war die Raupe defekt, hab ich sie repariert.

Während ich auf dem Bau gearbeitet habe, war ich auch Sicherheitsbeauftragter. Einmal hat sich jemand in die Hand geschnitten und musste zum Arzt. Als er wiederkam, hab ich ihn darauf aufmerksam gemacht, dass man ihm die Sehnen aufeinandergenäht hat: »Die müssen aneinandergenäht werden. So wie es ist, sperren die Sehnen, rutschen nicht mehr durch und die Finger werden krumm.« Er muss wieder zum Arzt und man hat ihn noch einmal operiert. Und dann war es gut.

Im Laufe der Jahre ist immer etwas vorgekommen, etwas mit der Gesundheit. Die Arbeiter, die mit mir gearbeitet haben, haben immer gesagt, »de Dokter kummt«, die haben immer zu mir »de Dokter« gesagt. »Dokter Busse« wegen Bullinger. »Awei kommt de Dokter.« Warum die immer Dokter gesagt haben, weiß ich nicht, aber, wenn etwas passiert ist, hab ich immer Bescheid gewusst. Manchmal hab ich auch Dinge verhindern können. Das hat aber mit meiner Heilertätigkeit nichts zu tun. Die kam erst Jahre später, als ich etwa fünfzig Jahre alt war.

Was dein Bruder kann, kann ich auch

Ende der 1980er Jahre im Alter von rund fünfzig Jahren war ich Gastwirt, hab gekocht, bedient, jede Arbeit gemacht. Schließlich hab ich Pizza gebacken, mir alles angeeignet und selbst hergestellt. Auch das Zubereiten von Flammkuchen habe ich mir beigebracht. Es war der beste Flammkuchen in der ganzen Gegend. So haben die Leute mal gesagt, nicht ich. Die Leute haben das wirklich gesagt.

In der Zeit, als wir die Gaststätte hatten, kam häufig ein Italiener namens Enzo aus Germersheim zu uns. Er war ein guter Bekannter von uns, der viel getrunken und Karten gespielt hat. Manchmal trafen wir uns auch bei ihm zu Hause, denn wir kannten auch seine Frau. Dann fuhr meine Frau mit, und wir spielten Rommé im Gartenhäuschen.

Enzo hat oft von den Heilfähigkeiten seines Bruders erzählt. Der könnte den Leuten Zahnschmerzen und Kopfweh wegmachen, und er selbst habe auch gewisse Fähigkeiten dafür.

»Was du und dein Bruder können, kann ich auch, obwohl ich's noch nie gemacht habe«, hab ich zu ihm gesagt.

»Wieso kannst du das auch, wenn du's noch nie gemacht hast?«

»Das weiß ich nicht, aber ich kann es!«

»Wenn das so wäre …«, hat er gemeint und mich seltsam angeguckt.

»So isch's awer«, war meine Antwort.

Irgendjemand in unserer Gaststätte hat dann geschrien: »Ich hab Koppweh, mach mir mal das Koppweh weg.«

Ich bin zu ihm hin, hab mit den Augen draufgehalten und dann gefragt: »Hast du noch Koppweh?«

»Ei nein, ich hab wirklich nichts mehr!«

Der Italiener hat mich wieder angeguckt und gesagt: »Mensch, meine Frau hat so arge Schmerzen, kannst du nicht mal helfen?«

»Bring sie doch mal her!«

Die Frau hatte ganz dicke Beine und große Schmerzen. Nachdem die Versuche seines Bruders nicht gewirkt hatten, konnte ich der Frau wirklich helfen. Die Schwellungen sind zurückgegangen, die Schmerzen verschwunden, nachdem ich sie länger behandelt habe.

Hatte jemand Zahnweh, hab ich genau den Punkt fixiert, die Augen darauf konzentriert, richtig draufgestrahlt. Die Stelle ist dann ganz heiß geworden, und der Schmerz war weg. Auch die Entzündung ist sofort zurückgegangen. Bei Mandelschmerzen müssen die Erkrankten den Mund aufmachen, dass ich hineinschauen kann, aber dann ein bissel länger. Auf einmal verschwinden die Halsschmerzen. »Schließen Sie mal den Mund und schlucken Sie«, sage ich dann, »merken Sie noch was?«

»Das gibt's doch nicht, jetzt tut es nicht mehr weh, gerade war noch alles entzündet!«

Aber ich gehe dann nochmals hinein, nach dem Motto, doppelt genäht hält besser. Aber dann ist die Entzündung total weg. Die Leute können schlucken, merken nichts mehr. Das können sie dann nicht begreifen. So funktionieren meine Augenstrahlen, unheimlich stark.

Hatte jemand eine Prellung etwa an der Schulter, bin ich auch mit den Augen draufgegangen, hab einen Punkt festgelegt und dann mit den Händen die Augenstrahlen hineinmassiert.

Ich habe gemerkt, meine Augenstrahlen sind stärker, wenn ich richtig draufstrahle. Spüren die Leute Schmerzen, wenn ich mit den Händen drauf bin, probiere ich es mit den Augen. Dadurch hab ich festgestellt, meine Augenstrahlen verringern die Schmerzen, wenn Entzündungen vorhanden sind, Handwärme verstärkt sie. Nervenschmerzen vertragen meine Handwärme nicht. Es ist eine altbekannte Sache, dass man sie mit Eis behandelt. Eis beruhigt den Schmerz, sagen auch die Zahnärzte. Also, wenn ich mit den Augen draufgehe, wirkt das, als ob es kühlt, deshalb nimmt das regelrecht den Schmerz weg. Sie merken, wie die Hitze weniger wird. Auch wenn ich mit der Hand über den Körper fahre, so in einem Zug, dann wird es richtig warm, wenn etwas nicht stimmt. Auf diese Weise kann man das feststellen.

Die Sache mit meinen Augenstrahlen ist nicht nur eine Erfahrungstatsache, sondern auch etwas, was sich nachweisen lässt. Ich habe mal jemand kennengelernt, einen Herrn Wasem aus Worms, der hat Erdstrahlen vermessen und Germanium[24] an die Leute verkauft. Germanium ist eine Substanz, die im Wasser gelöst viel bewirken kann. Auch im Wallfahrtsort Lourdes war das Wasser germaniumhaltig, deshalb sind dort scheinbar Wunder geschehen und viele Leute geheilt worden. Heute ist das Wasser in Lourdes nicht mehr so germaniumhaltig, also gibt es auch weniger Heilungen.

Dieser Bekannte hat Germanium aus Wasser und Wurzeln gewonnen, pulverisiert und verkauft. Ein Gramm davon ist wahnsinnig teuer, für ein ganz kleines Fläschchen hat man damals 500 bis 600 Mark bezahlt. Das Germanium, das dieser Mann verkaufte, war blütenweiß, aber es gibt auch dunkles.

24 Germanium ist ein Mineral, das als Begleiter in Kupfer und Zink auftritt. Außerdem reichern einige Pflanzen Germanium an, was zur Anwendung in der Homöopathie führt.

Jedenfalls war er ein Fachmann, der mir manche Sachen erklärt hat. Er hat mich angeregt, meine Strahlen einzumassieren, um sie dann zu messen. Sein Messgerät hat durch das Massieren zehnfach stärker ausgeschlagen. Je schneller ich massiert habe, desto stärker gehen die Strahlen durch. Meine Patienten haben sich gewundert, wenn ich mit den Händen gezittert habe. Ich habe sie dann beruhigt: »Sie brauchen keine Angst zu haben, denn mit dem Zittern werden meine magnetischen Strahlen verstärkt und gehen besser durch.«

Als ich in der Gaststätte Leute behandelt habe, kam eines Tages jemand vom Gesundheitsamt. Dieser Mann hat sich alles angeschaut, wollte vor allem die Räumlichkeiten sehen. Auf seine Anweisungen habe ich alles so eingerichtet und umgebaut, wie es verlangt war.

Ein wissenschaftlicher Test

Als Mitglied des Schützenvereins war ich eines Sonntagmorgens in Edenkoben, im dortigen Schützenhaus. Wir haben an den Kreismeisterschaften im Kleinkaliberschießen teilgenommen. Die Jäger hatten hier einen eigenen Hundertmeter-Stand zum Trainieren. In der Gaststätte, die dazu gehört, habe ich gewartet, bis ich mit dem Schießen dran war. Anwesend waren auch Dr. Fetzer, ein Allgemeinmediziner aus Edenkoben, und einige Jäger-Kollegen.

Da hat mich eine Frau angesprochen, sie hätte starke Kopfschmerzen. Ich hab sie so angeschaut: »Wissen Sie nicht, der Arzt, Herr Dr. Fetzer, ist doch auch hier beim Schießen, der kann Ihnen bei Ihren Kopfschmerzen helfen. Sagen Sie's ihm.«

»Der hat mir nicht helfen können«, hat sie geantwortet. Sie wäre schon bei ihm in Behandlung gewesen, aber er bringe das Kopfweh einfach nicht weg.

»Wie wird der mich wohl ansehen, wenn *ich* Sie wegen Ihrer Kopfschmerzen behandle. Er wird mich fragen, ob ich noch normal bin, meinen Sie nicht? Doch ich will Sie nicht erschrecken, wir machen das ganz einfach«, hab ich gesagt, »kommen Sie nur her.« Sie hat mich angeschaut und so gelächelt.

Jedenfalls hab ich sie hergenommen und behandelt. Am Ende habe ich gefragt, ob sie noch Kopfschmerzen hätte.

»Nein, nein … ich, ich merke wirklich nichts mehr! Aber, ich kann's nicht glauben, das gibt's doch nicht!«

Obwohl sie so starke Kopfschmerzen hatte, spürte sie nach der Behandlung nichts mehr davon.

Als Herr Fetzer das mitgekriegt hat, hat er nur so vor sich hingelächelt, der Herr Doktor. Daraufhin ich: »Sie können jetzt lachen oder nicht, aber fragen Sie die Frau, ob sie noch Kopfweh hat.« Im Stillen hab ich mir gedacht: »Warte nur, dir werde ich schon noch was beweisen.« Ich wusste noch, da, wo ich vorher zum Schützenhaus hinuntergegangen war, lagen rechts und links zwei Berge aus Laub. Deshalb nahm ich mir vor, wenn Herr Fetzer später dort vorbeikommt, die Laubhaufen ein bissel hochfliegen und wieder runterfallen zu lassen, auf denselben Platz. Ein Beweis, der ihn staunen lassen sollte, dass bei mir wirklich etwas ist, dass Kräfte vorhanden sind.

Gegen halb zwölf ist er mit einem Bekannten weggegangen, die Treppe hinauf, hat sich noch mit »alla tschüss« verabschiedet. Als ich dachte, jetzt ist er oben dicht bei den Laubhaufen, habe ich die hochfliegen lassen. Ich wollte, dass sie in die Luft fliegen. Sein Kollege, völlig überrascht, machte schon Anstalten, gleich wieder zurückzulaufen, um allen zu sagen, dort oben könnte man etwas zu sehen bekommen. Herr Fetzer hat seine Finger befeuchtet und geprüft, ob es windet. Aber es war kein Wind. Deshalb hat er seinen Begleiter mit der Bemerkung zurückgehalten: »Halt, bleib da, ich weiß, woher das kommt. Das war der Bullinger«, hat er gesagt. »Der wollte mir bloß zeigen, dass bei ihm etwas vorhanden ist, dass seine Heilung, die er vorhin gemacht hat, echt war.«

Trotzdem hat mich Dr. Fetzer Sonntagabend angerufen. Zuerst hat er gefragt, wie ich denn geschossen hätte in Edenkoben. »Es ist einigermaßen gegangen, ich war zufrieden«, hab ich geantwortet.

Daraufhin er: »Wollten Sie mir nicht etwas sagen?«

»Haben Sie nicht gemerkt, wie die Blätter hochgeflogen sind?«, war meine Frage.

»Das genau wollte ich von Ihnen hören. Ich habe das schon begriffen. Die Blätter sind alle wieder auf denselben Platz gefallen. Beide Haufen waren wieder so wie vorher, aber mindestens fünfzig Meter hoch in der Luft gewesen«, hat er gesagt, »mindestens fünfzig Meter. Diese Sache mit den Blättern wollte ich jetzt noch mal von Ihnen hören, mehr nicht. Und deshalb schlage ich Ihnen vor: Fahren Sie hinüber in die Parapsychologie, fahren Sie nach Freiburg. Dort wird man Sie testen. Man kann Ihre Fähigkeiten feststellen. Die können prüfen, ob jemand Fähigkeiten hat oder nicht. Ich denke, Sie tun das Richtige, wenn Sie Ihre Fähigkeiten testen lassen. Gehen Sie dorthin, dann sind Sie sicher, dann wissen Sie, was Sie können«, hat Herr Fetzer gesagt. »Als Dank erwarte ich, dass Sie ab und zu in meiner Praxis helfen, am besten samstags.« Aus Jux hat er dann noch gesagt: »Helfen Sie mir weiter, wenn ich nicht weiter weiß.« Im gleichen Jux hab ich geantwortet: »So machen wir das!«

So weit so gut! Kurz danach ruft er mich an und sagt: »Hören Sie, Herr Bullinger, ich habe jetzt die Adresse aus Freiburg. Am Mittwoch, dem soundsovielten, sollen Sie hinüberkommen.«

»Mittwochs hab ich Zeit«, hab ich gesagt, »weil meine Praxis da geschlossen ist, mittwochs ging's, da hab ich Ruhetag.«

Nun war der Termin festgelegt. Es sollte der 9. März des Jahres 1991 sein. Leider lebt die Patientin, die ich damals mitgenommen habe, nicht mehr. Nachdem ich sie behandelt hatte, konnte sie anfangen, im Altersheim zu arbeiten. Die Behandlung war nämlich kurz vorher. Es ist also arg lange her.

Na ja, ist jetzt auch egal, auf jeden Fall haben wir den Termin wahrgenommen. Ich bin dann nach Freiburg gefahren und habe Erika Blumenstiel mitgenommen, jene Frau, der ich eine Zyste an der Gebärmutter weggemacht habe. Ein Gewächs, ein Myom, an dem sie operiert werden sollte. Und es war ein unheimlich heißer Tag, muss ich ganz ehrlich sagen. Ich hab solchen Durst gehabt und Hunger, denn wir hatten noch nichts gegessen. So um ein Uhr sind wir dort angekommen.

Als wir ins Institut kamen, waren da Professor Dr. Bender und Dr. von Lucadou. Es war Anfang der 1990er Jahre. Professor Bender war damals schon ziemlich alt. Sie haben mir einen Platz angeboten.

»Ihre Adresse habe ich von Dr. Fetzer aus Edenkoben«, habe ich mich vorgestellt, »der hat einen Termin mit Ihnen ausgemacht.«

»Ach ja, Sie sind der Herr Bullinger, sehr interessant.«

»Es geht Ihnen offenbar nicht so gut«, habe ich Professsor Bender auf den Kopf zugesagt. Ja, er habe Probleme, er sei ja auch schon älter, war seine Antwort. Ich dachte, der geht auf die letzten Dinge zu und wird nicht mehr lange leben.[25] Deshalb habe ich ihn sofort ein bissel behandelt, dass er gleich hat besser laufen können. Und ich muss sagen, er war ein bissel begeistert: »Ah ja, schon recht«, und dann war er weg.

Dr. von Lucadou hat dann den Computer aufgebaut. Während er das gemacht hat, hab ich mit ihm geredet, habe gefragt, ob es stimmt, dass das Institut nicht mehr öffentlich gefördert

25 Professor Dr. Bender ist tatsächlich kurz darauf, und zwar am 7.5.1991, verstorben, wie ich nachträglich feststellen konnte.

wird und sich selbst erhalten müsse. Sie würden sich durch eigene Veröffentlichungen, durch Artikel und Bücher selbst finanzieren, hat er bestätigt, aber sie hätten eben nicht so viel Geld wie andere Institutionen.

Ob es auch viele Autoren gäbe, die Bücher gegen die Geistheilung verfassen und verkaufen, wollte ich wissen. In diesen Büchern ginge es eigentlich nur gegen die Geistheiler, die nicht getestet worden seien, meinte er. Bei allen anderen würden sie ja sagen. Es sei notwendig zu bestätigen, ob jemand etwas kann. Und das könne er anhand des Computers. »Der zeigt, ob sie Magnetwellen ausstrahlen und etwas beeinflussen können.«

Als das Gerät aufgestellt war, wurde ich aufgefordert, mich davorzusetzen. Nach dem Einschalten war da eine Spirale, die sich nach rechts und links drehen ließ. Eine Stunde lang solle ich diese bearbeiten, das heißt, mit meinen Strahlen beeinflussen. Ich solle die Spirale, wenn sie sich nach rechts und links dreht, immer ein wenig anhalten, hochtreiben oder weiter runter. Also, wie gesagt, die Spirale beeinflussen. Vor dem Apparat war eine Attrappe mit Tasten, die hab ich gar nicht angerührt. Das habe ich gleich gemerkt, da geht sowieso nichts. Dann hab ich das ganze Ding mit den Augen gesteuert.

Erika Blumenstiel, meine Patientin, hat dabeigesessen, hat zugeschaut. »Mensch, wie machst du denn das«, hat sie gestaunt. »Schau mal, das geht so da hinauf, dann geht's rüber.« So habe ich mich ein bissel unterhalten und das Ding bearbeitet, bis das Band, das aufgezeichnet hat, voll war. Nach einer Stunde ungefähr war alles vorbei. Dann hat man das Band rausgenommen und ausgewertet. Es wurde in einen anderen Apparat eingelegt und ausgewertet. Die Auswertung wurde auf Listen ausgedruckt, zwei Seiten waren voll.

Dr. von Lucadou hat dann gemeint, das könne nicht stimmen, das Gerät sei kaputt. Die Werte seien zu hoch. Das könne nicht sein, hat er gesagt. »Wissen Sie, das Gerät hat den Messwert 20 angezeigt. Normal gibt's den gar nicht. Das Allerhöchste, was wir bisher gemessen haben, waren etwa 4,5 auf der Skala.« Das seien Magnetismuswerte, die man ausmessen könne, hat er zu mir gesagt.[26]

»Ah, ich verstehe, das geht über Magnetismus. Die Strahlen werden als Magnetismus verstanden.«

»So ist es«, hat er gesagt.

Ob ich nicht so gut sein wolle, noch mal ein anderes Gerät zu bearbeiten, weil die jetzigen Werte nicht stimmen könnten.

»Alla gut, das können wir machen«, war meine Antwort.

Ich weiß auch noch, ich hatte plötzlich einen Riesendurst, einen großen Brand, wie man bei uns sagt. »Ich verdurste fast«, hab ich zu Lucadou gesagt. »Da am Wasserhahn können Sie sich bedienen«, und er hat auf Gläser gezeigt, die ich benutzen konnte. Zwei Gläser hab ich getrunken. Danach habe ich die ganze Prozedur wiederholt. Mit dem gleichen Ergebnis. Denn natürlich ist nichts anderes dabei herausgekommen.

Darauf hat Professor Bender reagiert und gesagt: »Das gibt's nicht auf dieser Welt, wissen Sie.« Insgesamt existierten nur zwölf Heiler und ein dreizehnter Heiler würde über allen anderen Heilern stehen. »Gemessen an den Fähigkeiten, die wir hier jetzt festgestellt haben, müssten Sie der dreizehnte sein.«

»Warum ausgerechnet ich, warum soll gerade ich der Dreizehnte sein?«

»Weil Ihre Werte so hoch sind. Solch hohe Werte findet man sonst nicht. Sie können es mir glauben! Ich sage Ihnen jetzt Sachen voraus, die ich eigentlich nicht wissen kann, und Sie

26 Theo Bullingers Vertrauen in den wissenschaftlichen Nachweis seiner Fähigkeiten war so groß, dass er sogar andere Ratsuchende nach Freiburg geschickt hat, wie ein Brief aus der Sammlung der Parapsychologischen Beratungsstelle Freiburg belegt. Am 9.7.1998 schreibt R. G. »Eigentlich schreibe ich Ihnen das alles, weil mir immer wieder gesagt wurde, dass ich eine besondere Begabung habe und diese noch nicht richtig zu nutzen weiß. Vor Kurzem war ich bei dem Parapsychologen Theo Bullinger aus Herxheim, und der hat mir gesagt, dass Sie mir da weiterhelfen können.« In: Zahradnik, 2006/2007, S. 116.

werden darüber den Kopf schütteln. Aber aufgrund der Werte, die wir bei Ihnen gemessen haben, müssen Sie das alles können.«

Er hat mir dann verschiedene Möglichkeiten aufgezählt und schließlich sogar davon gesprochen, ich könne Wolken am Himmel auflösen. Ich war darüber sehr erstaunt, dachte, das kann doch nicht sein, dass er mir so was voraussagt, woher sollte der Mann das wissen. Aber weil er das so sicher gesagt hat, nahm ich an, es müsste irgendetwas dran sein.

Schließlich war ich überzeugt, dass die Freiburger Wissenschaftler tatsächlich meine Fähigkeiten festgestellt haben. »Also gut«, hab ich gedacht, »solche Eigenschaften sind wirklich nachweisbar.«

»Wenn jemand behauptet, er hat Kräfte, kann man das nachprüfen. Weil es sich um Magnetwellen handelt«, hat mir Dr. von Lucadou erklärt. Bei den Strahlungen handle es sich um ein magnetisches Fluidum.

Es sei mir ein Rätsel, woher ich wissen soll, dass ich jemand behandeln muss.

Das könne er mir nicht erklären. Das gehöre eben zur Geistheilung. Manche Leute hätten solche Fähigkeiten, könnten etwas, was andere nicht können.

Und ich habe nicht locker gelassen, habe gefragt: »Aber erklärbar ist es für Sie ja auch nicht, oder?«

»Nein, nein!«, war seine Antwort. Ich denke auch, es ist unerklärbar.

Mich hat noch der Begriff Geistheilung irritiert. Dr. von Lucadou hat mir dann gesagt, meine Fähigkeiten hätten nichts mit Geistern oder mit Wahnvorstellungen zu tun, mit denen sich Parapsychologen manchmal befassen müssen. Das sei etwas ganz anderes.

Auf jeden Fall hätten sie im Institut diese Geräte entwickelt, um messen zu können, ob jemand magnetische Kräfte hat und damit heilen kann. Deshalb könne er wirklich sagen, dass ich solche Kräfte hätte. Darum müsse ich den Menschen helfen.

»Wieso muss ich den Menschen helfen«, war meine Frage.

»Weil Sie die Kraft dazu haben!«

»Sie sagen etwas daher, können aber auch nicht begründen, weshalb ich helfen muss!«

»Sie hätten sonst die Kraft nicht erhalten. Wer mit solchen Kräften ausgestattet wird, der muss auch den Menschen helfen«, sagte Dr. von Lucadou unbeirrt. Ob er wüsste, wie undankbar die Menschen sind, fragte ich ihn. Wie ich das denn meine, wollte er wissen.

»Angenommen, ich versuche jetzt, jemanden zu heilen, und es wirkt nicht, was glauben Sie, was derjenige dann wohl mit mir anstellt. Der macht mich doch fertig.«

»Egal, Sie müssen halt den Menschen helfen.«

»Alles gut und schön, aber wenn etwas schiefgeht, werde ich zur Verantwortung gezogen. Denn es kann wirklich sein, dass eine Heilung nicht zum Ziel führt. Oder nicht?«

»Aber Sie wissen doch, wie Sie mit Ihrer Heilkraft umgehen müssen!«

»Und woher wissen Sie, dass ich das weiß?«

»Das leite ich nur aus den Messungen ab.«

Und so ist Dr. von Lucadou immer wieder auf seine Messungen zurückgekommen, hat immer wieder diesen Zusammenhang betont. Etwas anderes könne er nicht sagen, eine andere Erklärung habe er nicht. Solche Kräfte seien messbar, und bei mir wären sie da! Ich könne viele Dinge tun, die es normalerweise nicht gäbe, zum Beispiel Wolken auflösen. Eines schönen Tages könne ich meine ganze Energie so bündeln, dass Flocken durch meine Finger fließen, hat mir später ein Kartenleger gesagt.

Schließlich hat Dr. Lucadou mir noch empfohlen, zu einer Heilpraktikerin in der Nähe von Freiburg zu fahren. Wie der

Ort hieß, wo die gewohnt hat, weiß ich nicht mehr. Dort sollte ich hinfahren, um mir Ratschläge für Heiltechniken zu holen. Die hätte Erfahrungen damit. Einweisen solle sie mich, wie man mit den Leuten umgeht, wie man sie anfasst und was man sonst machen soll.

Also bin ich zu dieser Frau hingefahren. Sie war gerade dabei, eine Patientin zu behandeln, mit der sie nicht zurechtkam. Ich habe nicht gezögert, bei der Behandlung einzugreifen, und es ist mir gelungen, jener Patientin zu helfen. Die Heilpraktikerin war schon ein bissel erstaunt deswegen. Sie hat mir dann einen Mann aus Saarbrücken anempfohlen. Der sei schon über achtzig Jahre alt und als Geistheiler versiert. Der könnte mich sicher beraten. Für mich hab ich gedacht: »Wozu brauche ich Beratung, ich weiß ja, wie man so was macht, habe das bisher hingekriegt, weiß, wie es funktioniert.«

Die Heilpraktikerin fragte, ob ich schon mal behandelt hätte. Ich könne mir das schon vorstellen, wie man vorgehen muss, und wisse, wie es funktioniert, hab ich geantwortet. Außerdem habe sie ja gesehen, wie ich ihre Patientin behandelt habe.

Auf der Heimfahrt war Erika Blumenstiel ziemlich geschockt. Sie hätte ja schon viel erlebt, aber so was nicht. Was da alles passiert sei und was sie mitgehört habe, könne sie nicht begreifen.

Ich hatte sie ja mitgenommen, dass sie dem Professor erzählt, wie ich sie wegen ihres Myoms behandelt habe. Sie war sozusagen der lebende Beweis für meine Heilbehandlung, die dazu geführt hatte, dass sie nicht operiert werden musste, weil die Geschwulst verschwunden war. Eigentlich hatte ich sie nicht so gern mitgenommen, weil sie als Klatschbase bekannt war. Im Übrigen war sie am Anfang der Behandlung ziemlich misstrauisch. Aber als sie geheilt war und deshalb auch eine Arbeitsstelle bekam, war ich für sie wie der liebe Gott.

Wir sind über Bad Wildbad heimgefahren. Dort sind wir noch eingekehrt und haben etwas gegessen. Dann habe ich sie gefragt: »Und was hältst du denn jetzt von dem ganzen Ding, von all den Sachen, die heute passiert sind?« Das sei eigentlich unglaublich gewesen, was die alles dort gemacht hätten. Sie war selbst wirklich sehr überrascht, dass es so was gibt.

Als ich wieder von Freiburg nach Hause kam, habe ich meiner Frau erzählt, was ich alles erlebt habe. Und sie hat mir gleich gesagt, ich hätte doch die Papiere über die Auswertung mitnehmen können, die ich vor lauter Neuem hatte liegen lassen. Professor Bender hatte noch gesagt: »Nehmen Sie doch die Unterlagen mit, die können Sie irgendwann gebrauchen.«

»Ich glaube nicht, dass ich die brauche«, hab ich darauf geantwortet.

»Wenn Sie glauben, dann ist es ja in Ordnung. Aber wenn mal ein Problem sein sollte, können Sie jederzeit nachfragen.«

Und er hat mich nochmals darauf hingewiesen, ich müsse auf jeden Fall den Menschen helfen. Meinen Einwand, wenn ich einfach so die Leute behandle, würde ich von den Ärzten und anderen deswegen angegriffen, ließ er nicht gelten.

»Doch Sie können das wirklich praktizieren, denn es besteht ein uraltes Gesetz, nach dem Sie niemand angreifen kann.« Immer wieder hat Professor Bender das gesagt. Dieses Gesetz zähle bis heute. Demnach bin ich unangreifbar!

Wie gesagt, zurück aus Freiburg, war für mich die Sache klar. Ich hab den Dr. Fetzer angerufen und ihm gesagt, alles sei gut gegangen. Der Tester dort wäre begeistert gewesen.

Etwa eine Woche später ist mir aufgefallen, dass Herr Fetzer nicht mehr im Schützenhaus zu sehen war. Er habe einen Hirnschlag erlitten, hörte ich. Ich habe es nicht glauben können und mich erinnert, dass wir noch gewitzelt hatten, wie ich ihm samstags in der Praxis helfen sollte. Vier Wochen später wurde er aus dem Krankenhaus entlassen, und ich konnte mit ihm sprechen.

Es war nur ein leichter Schlag gewesen. Als ich ihn darauf ansprach, wollte er nicht darüber reden. Irgendwie hab ich gemerkt, dass er plötzlich Angst vor mir hat. »Halt«, denke ich, »Dr. Fetzer, wieso hast du Angst vor mir? Du hast mich doch dorthin geschickt, hast mir gesagt, dass ich das machen soll?«

Als ich versuchen wollte, ihm zu helfen, hat er gemeint, ich solle damit aufhören, es sei zu gefährlich. Meine Antwort, ich behandle doch solche Fälle, wieso er denn Angst vor mir habe, ließ er im Raum stehen. Er hat mich immer abgewiesen, obwohl er mir immer Leute geschickt hat, die schwer krank waren, denen ich auch helfen konnte. Aber er selbst hatte Angst. Nur einmal bin ich leicht bei ihm draufgegangen, worauf es ihm besser ging, aber er wollte sich nicht weiter behandeln lassen.

Vor irgendetwas hatte er Angst, aber ich weiß nicht, wovor. Seinen besten Freund hat er hergeschickt, der beinahe ein Bein verloren hätte. Durch meine Behandlung musste das Bein nicht amputiert werden. Doch er selbst weicht immer aus, wenn ich ihn darauf anspreche. Und zu meiner Frau hat er gesagt, ich sei der Einzige, der ihm helfen könne, mit seinen Reflexen und seinem Magen. Ich verstehe das nicht.

Nachdem Herr Fetzer in Rente ging, haben in Edenkoben drei Ärzte ihre Praxen aufgemacht. Vorher hat er alles alleine gemacht, so ein fleißiger Mann war er. Hat sich halb krank gearbeitet. Jetzt lebt er drüben im Odenwald, geht dort auf die Jagd. Wenn wir uns treffen, freut er sich immer. Doch wenn ich ihn anzufassen versuche, am Kopf, dann will er das nicht: »Nein, nein, lass nur.« Aber es geht ihm dann besser.

Er schickt mir immer noch Leute, schickt viele Leute, oft seine alten Patienten. Einer davon hat ein amputiertes Bein und immer solche Phantomschmerzen. Den habe ich schon behandelt, damit das Bein besser durchblutet. Oder jemand anderes mit Neurodermitis, die so stark war, dass es ohne Handschuhe nicht ging. Diese Person habe ich auch behandelt. Aber er selbst, er hat furchtbare Angst vor mir. Ich weiß nicht, warum, aber es ist so!

Am Pranger

Der Anstoß, dass ich in der Herxheimer Festhalle vor das Publikum gezerrt wurde, kam vom Verein für Interkunst und von einer Kartenlegerin, einer Frau Renate Kuntz. Sie haben mich herausgefordert, wollten mich in der Öffentlichkeit bloßstellen. Unter der Schlagzeile »Übersinnliche Fähigkeiten oder Betrug?« stand es groß in der Zeitung.[27] Und die Leute waren eingeladen, damit man mich vorführen konnte, vor allen sollte es sein, ein gefundenes Fressen für diejenigen, denen meine Arbeit als Heiler irgendwie verdächtig war.

Zu Hause sagte meine Frau noch zu mir: »Pass nur auf, die werden dich heute Abend wohl fertig machen wollen!«

»Wenn diese Kartenlegerin wirklich etwas kann, wird sie heute Abend nicht kommen, sondern sich krank melden. Sie kann dann nämlich sehen, ob sie recht hat oder nicht.«

Tatsächlich hat sie kurz vorher abgesagt, weil sie krank im Bett liege. Sie könne deshalb nicht kommen. Zu ihr gehörte noch ein Krankengymnast aus Landau, der auch kommen wollte und nicht kam. Ich vermute, die Kartenlegerin hat ihn angerufen und sie haben dann entschieden, besser nicht zu kommen.

Gut, drei Ärzte waren eingeladen: Dr. Heilmann, Dr. Müller und ein dritter, dessen Name fällt mir jetzt nicht ein, ist ja

27 In der *Rheinpfalz*, Nr. 102, 4.5.1993, wurde folgendermaßen auf die Veranstaltungsreihe des Vereins »Interkunst« hingewiesen: »Bei der ersten Veranstaltung morgen werden die Diskussionsteilnehmer die Frage ›Übersinnliche Fähigkeiten oder Betrug?‹ behandeln. Beteiligen werden sich die beiden Herxheimer Ärzte Dr. Rolf Heilmann und Dr. Uwe Müller; die Hellseherin Renate Kuntz; Bernd Gauly, Physiotherapeut und Reiki-Meister; Pfarrer Dieter Müller-Schnitzbauer, alle aus Herxheim, und der Psychologe Dr. Leiber aus Bad Dürkheim. Zugesagt hat auch der ›Wunderheiler‹ Theo Bullinger aus Herxheim.« Interessanterweise existiert keine Besprechung über den Verlauf der Veranstaltung, und zwar weder in dieser noch in einer anderen Gazette.

auch egal. Außerdem kamen ein Parapsychologe und ein evangelischer Pfarrer, ungefähr so sieben Personen, die oben auf dem Podium saßen, gewissermaßen gegen mich angetreten sind.

Und sehr viele Menschen waren gekommen, das Sälchen war bereits gefüllt, und der Platz davor war voller Leute. Es hieß dann, wir könnten in dieser Lokalität nicht bleiben, sie sei viel zu klein, und wir sollten in die Festhalle wechseln, in den oberen kleinen Saal. In der unteren großen Halle war gerade eine Veranstaltung des Roten Kreuzes, ein Vortrag oder was.

Aber der obere Raum der Festhalle war auch schnell besetzt, und draußen waren immer noch Leute, und immer mehr sind gekommen. Daraufhin hat man uns den großen Festhallenraum überlassen, und das Rote Kreuz ist in den oberen Saal ausgewichen. Jedenfalls war auch der große Saal schnell belegt und draußen auf dem Vorplatz standen immer noch Leute. Niemand hätte gedacht, dass solch ein Andrang sein würde.

Schließlich saßen die genannten Personen mit mir auf der Bühne. Dort war natürlich nichts vorbereitet. Eigentlich hätte jeder ein Mikrofon gebraucht, aber nur eines war vorhanden. Das hat sogleich der Dr. Müller an sich genommen und losgelegt. Von Geistheilung hat er geredet, die ja eigentlich noch nicht richtig erforscht sei, und da gäbe es viele Scharlatane. Und so wurde immer weiter und weiter geredet und geredet. Auch als schließlich drei Leute da saßen, die ich behandeln sollte, wurde immer noch weiter erzählt und erzählt.

Dann hat's mir gereicht. »Moment«, hab ich gesagt, »ich sitze jetzt schon bald eine Dreiviertelstunde hier und höre mir Ihre Reden an, all das, was Sie erzählen. Wissen Sie überhaupt, was ich mache?«

Nein, sie wüssten es nicht, hieß es darauf.

»Und trotzdem reden Sie schon über ein halbe Stunde von Sachen, von denen Sie nichts wissen? Da muss ich Sie doch mal ganz dumm fragen, wo haben Sie studiert? Dort müsste man eigentlich lernen, etwas nicht zu verurteilen, was man nicht kennt, nicht mal gesehen hat.«

Einer hat darauf geantwortet: »Ja, wenn die ärztliche Schweigepflicht nicht wäre, würde er mir was ganz anderes sagen.«

»Hätten Sie was anderes gesagt, wären Sie aber ganz schön eingebrochen. Dann hätten Sie von mir die richtige Antwort erhalten über diese Frau, von der Sie sprechen wollten.«

Daraufhin kam nichts mehr, aber er war ein bisschen eingeschnappt, weil ich gefragt hab, wo er studiert hätte. Doch ich wusste, dass ich im Recht war. Hätte er mich zuerst getestet, hätte er ja reden können. Aber man kann doch nicht jemanden beurteilen, bevor er angefangen und gezeigt hat, was er kann.

Dann kam die Sache in Gang, weil man mich aufforderte, die drei Patienten zu behandeln. Zwei davon hatten jeweils ein kürzeres Bein, im einen Fall um zwölf Zentimeter, im anderen um sechs Zentimeter kürzer. Dann war da noch eine Frau, die konnte ihre Arme nicht hochbringen. Alles Beispiele, bei denen man etwas sehen konnte, so hatte ich es verlangt; also Fälle, bei denen die Zuschauer sehen konnten, was da passiert.

Also ich saß da, und dort war die Menschenmenge. Während ich die Beine der Patienten rausgeholt habe, sind alle nach vorne gestürmt, es war eine richtige Menschenmenge. Glücklicherweise war es so, dass das kürzere Bein des Patienten den Leuten zugewandt war, sodass sie es sehen konnten. Und man konnte gut beobachten, wie das Bein so richtig schön gekommen ist.

»Ach Gott, das gibt's ja nicht«, staunten die Leute.

»Zehn Zentimeter kann ich rausholen, die letzten zwei Zentimeter schaffen wir nicht mehr, weil die Differenz zu groß war«, hab ich gesagt.

Alle haben sich gewundert, dass man so was überhaupt rausholen kann. Aber das Bein hat total in der Hüfte dringesteckt.

Meine Hände hab ich offen hingelegt, sodass man sehen konnte, wie das Bein gekommen ist: »Sehen Sie, ich hab die Hände offen, ich ziehe nicht, es funktioniert mit Energie, mit Magnetismus. Deshalb geht es.«

Die Wirbel rutschen automatisch hinten rein, wenn sie eine falsche Lage haben. Dann ist der Patient aufgestanden, hat keine Schmerzen mehr im Kreuz gehabt, hat sich bewegen und auf einmal laufen können, ganz anders als vorher.

Jedenfalls waren die Zuschauer verwundert, wie der Mann jetzt laufen konnte, obwohl er vorher stark gehumpelt hatte.

»Die fehlenden zwei Zentimeter lassen sich nicht schaffen, aber man kann durch eine Erhöhung des Schuhs den Rest ausgleichen«, hab ich noch gesagt. Jedenfalls, der Mann hat sich zur Seite gesetzt, hat nichts mehr gemerkt, keine Schmerzen mehr gehabt.

Dann war der Patient mit der Differenz von sechs Zentimetern an der Reihe. Und es kamen Einwände, ich hätte beim Vorgänger doch vielleicht gezogen oder sonst was gemacht. Man wolle nun genau hinsehen, was geschieht. Natürlich hab ich wieder die Hände offen hingelegt, ganz offen. Und schon hat man richtig sehen können, wie der Fuß schön langsam gleichmäßig rausgerutscht ist, bis er mit dem anderen bündig war. Er kam sogar noch einen Zentimeter weiter heraus. Deshalb hab ich das andere Bein nachgeholt, weil es ebenfalls zusammengerutscht war. Anschließend ist der Mann aufgestanden und hat wirklich nichts mehr gemerkt. Vor Schmerzen hat er vorher kaum laufen können und jetzt nichts mehr gespürt, nichts mehr gehabt, weil bei ihm der Ischiasnerv gedrückt war.

Doch ich ließ ihn noch nicht los: »Durchatmen können Sie auch nicht richtig, denn der Brustwirbel drückt bei Ihnen auf's Herz. Deswegen haben Sie Herzrhythmusstörungen.«

Sieben Wirbel hab ich ihm eingerenkt, vom Rücken aus nach oben und dann den Brustwirbel, bis er durchatmen konnte.

Man konnte richtig merken, wie er Luft bekam und durchatmen konnte.

Seit Jahren könne er zum ersten Mal wieder durchatmen, endlich wieder durchatmen, hat der Mann erklärt. Damit war der Fall erledigt. Die Zuschauer haben sich gefreut und geklatscht.

Die Frau, die dann an die Reihe kam, konnte zeit ihres Lebens nicht die Arme hochheben, nicht höher als die Schultern. Weil ihre Gelenkkapseln verengt waren, brachte sie die Arme nicht hoch. Der Dr. Müller hat wohl gedacht: »Das kriegt der Bullinger nicht hin.«

Mein einziger Gedanke war, hoffentlich reagiert die Frau gut. Das hab ich dann auch gesagt: »Wenn Sie gut reagieren, gehen Ihre Arme hoch!«

Daraufhin hab ich erstmal ihren Körper gereinigt, frei gemacht, dass er eben gut reagiert. Während ich das ausgeführt hab, musste ich schon acht geben, dass mir die Frau nicht umfällt, weil sie so stark reagiert hat. Es war mir klar, dass ich die jetzt frei in die Luft heben könnte, aber dann würden alle glauben, ich wäre ein Zauberer. Also durfte ich nicht so weit gehen. Ich hab wirklich aufpassen müssen, dass sie mir nicht in Ohnmacht fällt. Wenn ich nur meine Hände bewegt hab, fiel sie fast auf den Stuhl.

Ach, sie fühle sich so leicht, sie meine grad, sie schwebe, hat die Frau zu mir gesagt.

Doch ich hab sie aufgefordert, sich hinzusetzen. Dann hab ich das Mikrofon an ihre Schulter gehalten und die Hand so auf eine Schulter gelegt, ja, vielleicht, ein, zwei Minuten. Auf einmal hat es gekracht im Mikrofon, so richtig gezischt, so pscht.

»Jetzt können Sie den Arm hochheben«, hab ich sie angewiesen.

Und schon streckt die Frau den Arm kerzengerade in die Höhe. Die Zuschauer haben geschrien vor Überraschung.

Anschließend hab ich das Mikrofon auf die andere Schulter gelegt, auch ein bissel gewartet, dann hat's wieder so geknallt und gezischt. Und sie konnte beide Arme hochstrecken. Noch nie in ihrem ganzen Leben habe sie ihre Arme nach oben strecken, noch nie einen Handstand machen können oder sonst was. Sie werde zu ihrem Hausarzt gehen und ihm in der Praxis etwas vom Schrank herunterholen, hat sie gesagt. Das haut ihn um, weil er das nicht glauben kann.

Natürlich hat die ganze Festhalle getobt. Die Leute waren außer sich. Was ich da fertig bringe, sei doch nicht normal. Aber es gab auch misstrauische Leute unter den Zuschauern, die dann nachgefragt haben, mehr wissen wollten. Ich habe ihnen geantwortet, dass viele Dinge vertraulich seien, über die man nicht öffentlich reden könne. Außerdem habe jeder Patient ja etwas anderes.

Obwohl das noch meine Anfangszeit war, hatte ich schon vielen Menschen geholfen.

Der evangelische Pfarrer hat sich dann noch entschuldigt bei mir. Man solle nicht auf andere hereinfallen und jemanden angreifen, wenn man ahnungslos ist, hab ich gesagt. Der war dann ganz ruhig, hat auch gemerkt, dass ich etwas kann, was ungewöhnlich ist.

Die Leute waren total begeistert, haben mir Blumen gebracht. Am nächsten Tag sind sie angestürmt gekommen.

»Was wäre gewesen, wenn es anders gekommen wäre, wäret ihr dann mit dem großen Prügel gekommen?«, hab ich sie gefragt. »Das ist halt das große Problem. Wenn's gut geht, jubelt man! Aber wehe, es geht schlecht, was auch hätte passieren können. Wären da Patienten gewesen, die nicht reagiert hätten, hättet ihr mich natürlich fertig gemacht.«

Ich muss sagen, die Leute auf der Bühne haben wirklich gut reagiert. Und das ist ja wichtig. Wenn jemand nicht reagiert, kann man machen, was man will. Dann geht nichts.

Wie ich meine Heilfähigkeiten und Begabungen sehe

Auf jeden Fall, durch die Vermessungen bei der Parapsychologie bin ich eigentlich drauf gekommen, denn der Tester dort hat mir gesagt, eine Kraft wie bei mir, die gibt's eigentlich sonst nicht. Man könne sich nicht vorstellen, woher sie kommt, wie sie entsteht. Auch für ihn, den Tester, sei sie unerklärbar. Es gibt eben Sachen, die auch für Fachleute unerklärbar sind. Nicht alles ist erklärbar. Mir geht es auch darum, dass niemand denkt, es handle sich bei mir um Zauberei oder sonst einen Hokuspokus. Wir wollen ja alles auf eine richtige Art machen, wie die Wirklichkeit sie zulässt.

Das haben mir auch Wahrsagerinnen mitgeteilt, das weiß ich noch genau, meine Kraft werde immer stärker. Und ich merk's ja wirklich selber. Ich muss aufpassen, dass ich die Leute nicht so hart anfasse, sonst fliegen sie zur Seite oder es passiert ihnen sonst was.

Mit den Strahlen kann ich auch einen Menschen umwerfen oder die Gelenke verändern, Knochen verändern, schweißen. Man kann innen Löcher zuschweißen, wenn sie ein Loch im Bauch haben, zum Beispiel innen, einen Riss im Zwerchfell. Den kann man zuschweißen, das geht. Ich habe auch schon Löcher in Herzen zugeschweißt. Ich muss zugeben, einem Beobachter kommt das vielleicht seltsam vor. Auch ich selbst sitze manchmal da und kann es nicht glauben.

Ich hab schon Leute vor mir gehabt, die hatten wahnsinnige Schmerzen. Nach der Behandlung sind sie aufgestanden und haben nichts mehr gespürt. Und sie haben auch später nie mehr was gehabt. Aber das ist unterschiedlich, es kommt darauf an, wie jemand reagiert. Mit reagieren meine ich, ob jemand auf meine Strahlen anspricht oder nicht. Wenn nicht, kann er auch nichts spüren. Dann wird ihm weder warm, noch empfindet er irgendetwas. Spürt jemand nichts, kann es sein, dass er ein schlechtes Karma hat. So jemanden darf ich nicht behandeln. Das heißt, es gibt Menschen, die nicht behandelt werden dürfen, weil sie etwas abzubüßen haben. Irgendwie wird dies außerirdisch, eben universell gesteuert. Solche Barrieren kann ich kaum beeinflussen, obwohl ich es hin und wieder versucht habe. Im Jahr treffe ich auf etwa fünf, sechs Leute, die ich nicht behandeln kann. Auch wenn ich es dann probiert hab, hat es nicht funktioniert. Es sei denn, sie warten ab, bis sie wieder geöffnet werden und alles überwunden haben. Wie auch immer, sie müssen etwas abbüßen, wenn sie etwas angestellt haben. So ähnlich wie beim katholischen Glauben die Buße. Begreifen kann ich das auch nicht, wieso und warum, aber es ist so.

Es gibt wirklich Leute, wenn ich die nur anschaue, fallen sie von alleine um. Weil meine Strahlen so stark sind. Diese Strahlen sind die Kraft, die heilt. Sie können Gewebe verändern, Geschwülste zurückbilden, auch Rheuma und Gelenkschmerzen wirklich lindern. Arthrose und Arthritis kann man sogar heilen durch diese Strahlen. Eigentlich unerklärbar! Auch für Ärzte unerklärbar. Ich kann nur sagen, so etwas gibt es halt, auch wenn es unwirklich erscheint. Uns sind schon solche unwahrscheinlichen Behandlungen gelungen. Einmal war da ein junger Mann, der von einem Auto angefahren wurde, mit Prellungen am Bein. War blau wie eine Quetsch, auf Deutsch gesagt, hat fast nicht laufen können. Nur einmal bin ich zu ihm hin, hab ihn nur einmal gestreift, bin an ihm runtergefahren. Und seine Schmerzen waren weg, er hat nichts mehr gemerkt. Wieso, warum? Weil er unheimlich reagiert hat. Wir nennen so jemanden ein Medium. Er hat wahnsinnig reagiert. Hab ich mich umgedreht, ihn nicht mal angeschaut, schon ist er umgefallen. Stand er neben mir, ist ihm furchtbar heiß geworden, konnte auch nicht neben mir sitzen. Solche Leute, die man unheimlich beeinflussen kann, existieren.

Ich weiß, es ist eine Heilkraft da, die unerklärbar ist. Forscher und Wissenschaftler nennen sie Magnetismus. Dieser Magnetismus zeigt sich als Wärmestrahlung. Sie wärmt und durchblutet das menschliche Gewebe. Durchwärmen führt zur besseren Durchblutung. Dann lösen sich Ablagerungen auf. Gelenkschmerzen und Rheuma entstehen ja durch solche Ablagerungen. Die Bestrahlung löst sie auf, bildet sie zurück. Auch Knoten und Geschwülste kann sie zurückbilden, bösartige und gutartige, das spielt keine Rolle. Es gibt bösartige Geschwülste, die sonst als unheilbar gelten, die wir trotzdem heilen können. Für uns selbst ist das auch unerklärbar. Wir konnten schon Krebserkrankungen heilen, die als nicht heilbar galten. Kein Kranker hatte sie bisher überlebt, aber durch unsere Bestrahlung doch. Das ist auch schon passiert.

Wenn ich jemanden behandle, kann ich nicht sagen: »Ich helfe Ihnen«, sondern nur, »ich versuche, Ihnen zu helfen.« Was ich auch immer betone: »Liebe Leute, wenn Sie keine Wirkung spüren, sollten Sie es lassen, dann haben Sie nichts davon, egal bei wem. Sie selbst müssen das merken.« Wenn ich mit meiner Behandlung fertig bin, sind die Leute alle müde. Das heißt, die Behandlung geht ganz anständig in den Körper. Auf diese Weise kann man auch das Blut verändern, wenn jemand eine Blutkrankheit hat, Leukämie oder solche Sachen. So was kann man heilen. Aber niemand kann eine Garantie geben.

So rede ich mit den Leuten, fordere sie auf, bestimmte Dinge zu tun, damit es ihnen besser geht. Wenn nicht, sieht es schlecht für sie aus. Manchmal sagen sie dann, sie lassen sich außer mit Chemotherapie auch von mir behandeln, hoffen, dass ihnen beides zusammen hilft. Die Antwort, die ich darauf gebe: »Meine Behandlung, meine Bestrahlung hebt die Wirkung der Chemo auf.« Im Übrigen, Chemotherapie zerstört alles, auf Deutsch gesagt. Allerdings, bei gewissen Krankheiten kann eine chemotherapeutische Behandlung einen Stillstand bewirken, aber später besteht die Gefahr, dass sie wiederkommen. Ganz selten, dass eine Krankheit durch Chemo komplett geheilt wird. Aber man kann Schmerzen damit lindern, weil Chemo im körperlichen Umfeld alles abtötet. Es passiert, dass jemand aus der Narkose aufwacht und die gleichen Schmerzen wieder spürt. Bei der Chemotherapie steht momentane Wirkung, wie es die Schmerzlinderung sein kann, gegen nicht kontrollierbare Nebenwirkungen. Es kann passieren, dass man kein Gefühl mehr in den Fingern spürt, sich das Gefühl zurückbildet, weil eben die Bestrahlung alles zerstört. Und eine Medikation, die alles zerstört, kann nicht gut sein.

Eine Frau, der man keine Überlebenschance gab, die als austherapiert galt, war bei mir. Als ich sie zwei-, dreimal behandelt hatte, ging es ihr besser. Sie vertrage die Chemo besser, wenn ich sie behandle, wenn ich ihr Blut behandle, sagte sie. Dann brauche man nicht aufzuhören und könne weitermachen. Doch habe ich große Zweifel, dass das so funktioniert, dass es gut geht.

Weil sie wissen, dass Chemotherapie ein zweischneidiges Schwert ist, lassen sich manche Ärzte und Professoren von mir behandeln und nicht von ihren Kollegen. Sie wollen nicht an chemotherapeutischer Behandlung sterben. Das sehen sie nicht ein.

Aber mir wurden auch schon viele Leute geschickt, die keine Überlebenschancen mehr hatten, bei denen die Ärzte gesagt hatten, die Leute müssen ersticken. Solche Leute sind dann wirklich ohne Schmerzen eingeschlafen. Da können wir viel helfen. Dass man den Schmerz wegnimmt, und die Leute spüren keine Schmerzen mehr, fühlen sich gesund. Da kann man also sehr viel machen.

Ich kann sagen, viele Leute, die zu mir geschickt worden sind, sind auch gesund geworden. Dadurch haben andere Vertrauen geschöpft und gedacht: »Wenn er denen helfen kann, kann er wahrscheinlich auch mir helfen. Und, warum soll ich mich chemotherapeutisch behandeln lassen, wenn etwas anderes hilft.« Manche Ärzte schicken ihre Patienten nicht mehr ins Krankenhaus, sondern sagen: »Gehen Sie zu Theo Bullinger.« Was diese Leute dann wirklich tun, ist deren Sache. Es kann nämlich sein, dass sie im Krankenhaus bereits austherapiert sind.

Ärzte sollten aber bereit sein nachzuprüfen, ob sich eine Krankheit fortgebildet hat oder zum Stillstand gekommen ist, denn das kann man ja nachprüfen. So sollten sie eingestellt sein, die Ärzte, denn ich arbeite gern mit ihnen zusammen. Es soll ja offen gelegt werden, ob eine Wirkung nachweisbar ist. Wenn ja, ist es gut, wenn nicht, dann macht's auch keinen Sinn. Sinnvoll ist es jedenfalls, mit Ärzten eine gemeinsame Linie zu haben, indem man sagt, wir wollen nachuntersuchen, wollen feststellen, ob zum Beispiel eine Geschwulst sich verkleinert hat. Das ist ganz, ganz wichtig.

Jedenfalls haben Ärzte nach meiner Behandlung schon feststellen können, dass sich Myome verkleinert haben oder dass sie verschwunden sind. Es ging dabei um große Myome, bis zu elf Zentimeter groß, die verschwunden sind, nicht mehr sichtbar waren, auch nicht mehr wiedergekommen sind. Sitzt zum Beispiel ein Myom hinter der Gebärmutter, dann müsste es durch eine Operation entfernt werden, was zur Folge hat, dass diese Frauen keine Kinder mehr bekommen könnten. Junge Frauen, die noch gerne Kinder hätten, wollen das natürlich nicht. Also versuchen sie es mal bei mir, ob's klappt. Wir haben tatsächlich schon einige entfernt.

Ähnliches gilt, wenn jemand nicht schwanger wird, da kann man auch wirklich viel beeinflussen. Wieso und warum, kann ich nicht sagen. Wir gehen auf die Gebärmutter, gehen auf den Eierstock, behandeln das anständig beim Mann und bei der Frau. Die sind dann unheimlich sensibel, sind empfänglicher, die Frauen. Ich sag dann immer, wenn ich jemand behandle: »Passen Sie auf, sonst kriegen Sie ständig ein Kind, wenn Sie noch im empfänglichen Alter sind.« Wir haben schon so viele Kinder auf die Welt gebracht, obwohl niemand mehr geglaubt hat, dass diese Frauen noch Kinder kriegen. Aber sie haben Kinder bekommen. Auch da kann man sehr viel helfen.

Also man kann bei allen möglichen Krankheiten helfen. Bei Krankheiten wie Parkinson oder wie soll ich sagen, Muskelschwund oder ALS (amyothrophe Lateralsklerose, eine degenerative Erkrankung des Zentralnervensystems). Es handelt sich hier um wirklich schwere Erkrankungen, die man bestenfalls einstellen kann, zum Stillstand bringen. An Gesundwerden kann man da nicht denken, es geht nur ums Anhalten. Leute, bei denen der Krankheitsprozess nicht gestoppt werden kann, müssen ersticken, weil ihre Muskulatur schwindet.

Einmal habe ich versucht, jemandem mit Muskelschwund zu helfen. Und ich frage mich heute noch, wie ich auf die Idee gekommen bin, das Gehirn des Patienten umzupolen. Ich hatte die Vorstellung, bei ihm läuft alles umgekehrt, irgendwie mangelt es an dem Befehl zu heilen, denn seine Muskeln bauten immer mehr ab. Alles kam verkehrt herum an. Also habe ich die Gehirnströme umgedreht, dass sie, statt zu zerstören und aufzulösen, den Prozess umkehren und dadurch wieder aufbauen. Nachdem wir das gemacht haben, ist bei dem Erkrankten tatsächlich der Muskelschwund zum Stillstand gekommen. Sofort haben sich Besserungen eingestellt, die Muskeln haben sich wieder aufgebaut.

Wieso ich auf den Gedanken kam, das Gehirn jetzt umzupolen, kann ich nicht nachvollziehen, irgendwie ging es automatisch, von oben gesteuert. Es fehlt mir die Vorstellung, wie es dazu kam. Aber ich hab's probiert, und es hat geklappt. Doch irgendwie muss ich ja in die Menschen hineinwirken können, damit man eine Besserung feststellen kann.

Was wäre, wenn ich jemand behandle, und es tut sich überhaupt nichts. Ich könnte dann niemandem helfen. Wenn meine

Behandlung nichts bringt, ist alles uninteressant. Wenn jemand nichts spürt, keine Wärmestrahlung fühlt, ich ihn auch nicht auf einen Stuhl zwingen kann, dann könnte ich auch kein Honorar verlangen.

Bei Kreislauf-, Herz- und Lungenbeschwerden, bei Rippenfell- und Lungenentzündung kann man am besten helfen. Überhaupt bei Asthma und Atembeschwerden kann man unheimlich viel bewirken. Ich habe schon Leute behandelt, die konnten nicht existieren, ohne eine Flasche umgehängt zu haben. Eine junge Frau war das. Ich habe sie gefragt: »Wie alt sind denn Sie? Es kann doch nicht sein, dass Sie schon eine Flasche an der Hand hängen haben.« Es ginge nicht anders, hat sie gesagt, ihre Atembeschwerden seien die Folge einer Herzmuskelentzündung. Seitdem kriege sie keine Luft mehr. Zweimal habe ich diese Frau behandelt. Seitdem hat sie nie mehr Sauerstoff dabei gehabt oder sonst was und hat auch keine Probleme mehr. Man kann es nicht begreifen, wieso und warum. Aber gerade bei einer Herzmuskelentzündung können wir wirklich viel helfen. Die Heilungsquote ist hier sehr hoch. Selbst bei Leuten, die man schon fast aufgegeben hat, bestehen große Überlebenschancen. Sie werden also wieder gesund. Warum und wieso, das hängt wieder mit dem Magnetismus zusammen.

Wir können den ganzen Körper durchstrahlen, ohne dass wir was zerstören. Andere Bestrahlungen haben diese Reichweite nicht. Dringen sie wirklich tiefer ein, verbrennen sie ja alles. Bei Leuten, die zum Beispiel Lungenkrebs haben, verbrennt die Bestrahlung das Gewebe. Deshalb müssen diese Leute verhungern, können nichts mehr essen vor Schmerzen, weil alles verbrannt ist. Bei uns geschieht so etwas nicht. Wir können den ganzen Körper durchstrahlen. In solchen Fällen lange ich unten die Zehen an, und den Leuten wird der Kopf warm. Sie spüren richtig, wie die Wärme hochgeht bis zum Kopf. So werden sie dann durchblutet. So spült man den Körper durch. Wenn es nicht weitergeht, ist eine Störung vorhanden. Diese Störung lösen wir. Dann läuft es wieder weiter. In solchen Situationen können wir feststellen, wo sich eine Blockade befindet, wo irgendetwas nicht stimmt.

Die Leute kommen zu mir, ohne ihre Beschwerden zu nennen. Ich sag ihnen alles, was ihnen fehlt. Ganz selten, dass ich das nicht kann. Meine Patienten sind dann natürlich ganz überrascht. Ich höre dann oft, dass sie sagen: »Jetzt weiß ich, ich bin beim Richtigen.« Bei anderen wüssten sie das nicht, ob sie beim Richtigen oder Falschen sind.

So ist das oft, wenn ich mit Behandlungen beginne. Da kommt zum Beispiel eine Frau herein, die gar nicht mehr sagt, was ihr fehlt. Und das ist bei vielen Leuten so. Sie setzen sich bloß vor mich hin, sagen: »Sie wissen ja, was ich habe.« Aus, fertig! Nun liegt alles an mir. Es könnten immerhin ja innere schwierige Krankheiten sein. Es gelingt mir aber dann tatsächlich, während ich behandle, alles zu sagen, was die Leute haben oder hatten. Manchmal sind es Sachen, an die sie selbst gar nicht mehr gedacht haben. Und auch die Zeit, wann das war, weiß ich dann. Auch für mich ist das oft unbegreiflich. Wenn so ein Mensch dann hinausgeht, und ich hab ihm so viel gesagt, denkt er, so was kann's ja nicht geben. Einer hat sogar mal gemeint, ich sei ja wie der liebe Gott. »Unsinn«, hab ich geantwortet, »ich kann nur sagen, was ich in diesem Moment weiß und ob meine Behandlung funktioniert. Wenn nicht, können Sie Ihr Geld behalten.«

Die skeptischen Patienten sind mir die liebsten. Die werfe ich erstmal um. Ihre Skepsis lässt dann nach, weil sie davon beeindruckt sind. Also fangen sie an zu denken, sind aber immer noch nicht überzeugt. Wenn ich ihnen dann noch genau ihre Krankheit sage, sind sie überzeugt. Dann sind ihre Zweifel beseitigt, weil ich ja unmöglich wissen kann, wo es ihnen wehtut, oder? Sag ich ihnen noch den Grund, weshalb sie überhaupt gekommen sind, dann wissen sie nicht mehr, was sie antworten sollen. Das ist so üblich geworden, wirklich, keiner sagt mehr, wenn er zu mir hereinkommt, was ihm fehlt. Es heißt nur: »Bullinger, Sie wissen ja, was wir haben.« »Schau mal an«, denk ich dann, »so schnell spricht sich das herum.« Das spricht sich herum, schneller als man glaubt.

Es ist wirklich so, wenn ich jemand behandle, dann weiß ich über diese Leute alles. Wieso und warum, ist mir selbst ein Rätsel. Gehen sie aber die Tür hinaus, dann bin ich mit ihnen fertig. Dann kommt der Nächste. Alles, was war, ist für mich erledigt. Wenn sie wiederkommen, weiß ich aber wieder, was ihnen gefehlt hat. Selbst, wenn sie zwanzig Jahre später kommen, weiß ich noch genau, was ich ihnen damals gesagt hab. Das ist auch unglaublich. S'isch awer so! Und die Patienten können es nicht fassen, wieso ich das noch weiß von damals. Ich kann es auch nicht begreifen, aber es ist so.

Eigentlich ist es unwahrscheinlich, dass ich genau sagen kann, was sie gehabt haben und wo es herkommt. Obwohl es wichtig ist, dass man weiß, wo eine Erkrankung herkommt. Manchmal ist das ja schon, schon ein bissel kriminell. Man überlege mal, Ärzte stellen eine Diagnose, und ich schau mir das an und merke, es ist genau was anderes. In einem solchen Fall dürfte ich noch nicht mal etwas darüber sagen. Das hat man uns verboten, sonst dürfen wir unseren Beruf nicht mehr ausüben. Also muss ich still sein, darf nur die Leute behandeln, die Diagnose stellt der Arzt … Für mich ist das dann nicht leicht.

Das muss man sich einmal vorstellen! »Die Verantwortung«, frag ich dann, »übernimmt die wirklich der Arzt?« Das kann er doch gar nicht. Selbst da muss ich mich zurückhalten. Dennoch, man kann mir doch nicht verbieten, etwas zu sagen, was stimmt. Außerdem gibt es die Möglichkeit der Nachuntersuchung. Die ärztliche Schweigepflicht verbiete, darüber zu sprechen, heißt es dann. Ich darf niemals nachfragen, bei welchem Arzt jemand war und was der gesagt hat. Man erwartet, dass ich die Leute zum Arzt schicke, damit er ihnen sagt, was war. Auf diese Weise werde ich mundtot gemacht.

Mundtot gemacht zu werden, wenn man eine Sache wirklich beurteilen kann, das ist nicht leicht auszuhalten. Bei etlichen Ärzten habe ich mich nicht gescheut zu sagen, dass sie Fehler gemacht haben. Ich kann doch nicht sagen, es ist recht, wenn es schlecht ist. Es ist schwierig, wenn einem die Hände gebunden sind.

Wäre ich jetzt ein Professor oder ein Arzt, dürfte ich dazu etwas sagen. Da ich das nicht bin, muss ich den Mund halten. S' ist schwer, es ist leider Gottes so. Es ist also nicht so einfach. Ei, ja, man wird also regelrecht geknebelt. Davon abgesehen, hab ich schon Etliches gesagt, hab mich davor nicht geniert. Das hat den anderen zwar nicht gepasst, aber sie haben's hinnehmen müssen, weil es gestimmt hat. Andernfalls hätten sie ja dagegen angehen können. Bis jetzt hat alles gestimmt, was ich gesagt hab. Wenn man bei einer Nachuntersuchung feststellt, eine Krankheit ist geheilt, kann man nicht sagen, es stimmt nicht.

Problematisch ist es für mich geworden, als die Gesundheitsbehörde aus Landau gekommen ist und mich angegriffen hat. In dieser Situation hab ich mir überlegt, ob ich nicht dem Geistheiler-Verband, dem Dachverband der Geistheiler, beitreten sollte. Mir ist klar geworden, wie notwendig das ist für mich. Aber der Verband hatte schon sieben Jahre einen Prozess laufen und ist nicht damit durchgekommen. Deshalb brauchte man die Beiträge der Mitglieder, um weitermachen zu können. In diesem Prozess ging es um die Zulassung des Geistheilens in Deutschland. Noch keine drei Tage war ich Mitglied, da wurde dieser Prozess von einem Heiler oben in Norddeutschland gewonnen, wurde das Urteil vom BVG[28] in Karlsruhe gesprochen. Nach-

28 Vgl. Fußnote 19.

dem ich eingetreten war, hab ich noch zu meiner Frau gesagt: »Du wirst sehen, der Prozess wird gewonnen, weil ich jetzt Mitglied bin. Solange ich nicht drin bin, klappt es nicht.« Drei Tage, nachdem ich eingetreten war, hat man mir ein Schreiben geschickt, dass in Deutschland jetzt jeder heilen darf. Die Ärzte könnten nichts mehr dagegen machen. Eine Zeit lang hat man gefordert, Geistheiler müssten eine Heilpraktikerprüfung ablegen. Ich hab dagegen gehalten, dass ein Geistheiler, der eine Prüfung macht, seine Kraft verliert. Niemals darf er eine Prüfung machen oder etwas Ähnliches, sonst ist alles weg. Deswegen bin ich gegen Weiterbildung und Examen, hab ich argumentiert, total dagegen. Ich will mit meiner Meinung niemanden verärgern, weiß aber, sie ist richtig. Wer einmal die Kraft verloren hat, wird sie nicht mehr zurückgewinnen. Das hat mir auch ein älterer Kollege aus Saarbrücken bestätigt. Wenn jemand etwas erlernen will, verliert er seine Kraft. Tatsächlich haben einige Kollegen ihren Heilpraktiker gemacht, haben anschließend keine Kraft mehr gehabt und ganz aufgehört, weil nichts mehr ging. Das ist ein altes Gesetz, das auch für Medizinmänner gilt. Fängt ein Medizinmann an zu studieren, verliert er seine Kräfte. Das Urteil des BVG hat gerade diese Forderung nach einer Heilpraktikerprüfung verworfen.

Bekannt geworden bin ich, weil Leute, die ich behandelt habe, das weitererzählt haben. Es hat sich halt rumgesprochen. Reklame habe ich keine gebraucht. Manche haben gemeint, ich müsse Reklame machen. Meine Antwort: »Ich komm ja so schon nicht nach. Wenn ich Reklame mache, geb ich mir selbst den Rest. Wenn alles richtig sein soll, brauche ich Zeit bei den Behandlungen.« Im Übrigen, Mundpropaganda ist die beste Reklame, die es gibt. Wenn ich jemanden behandle und er ist zufrieden, dann empfiehlt er mich weiter. Wenn nicht, wird er im Leben nicht mehr zu mir kommen. Und außerdem, ich weiß, was ich kann und was geschieht.

Wenn sich zum Beispiel Leute an mich gewendet haben, wie die aus Berg da unten, ob ich nicht zu ihnen kommen könnte, um sie dort zu behandeln. Es gibt eben Menschen, die wirklich kein Auto haben. »Ja, das kann ich machen«, habe ich geantwortet. Dann bin ich zu diesen Leuten gefahren und habe sie in ihrem privaten Umfeld behandelt, in einem Nebenzimmer oder so. Dadurch hat es sich ergeben, dass weitere Patienten dorthin gekommen sind. Die habe ich auch angenommen. Das hat dann immer weitere Kreise gezogen, und ich bin etwa alle zwei Monate dorthin. Schließlich bin ich in ganz Deutschland bekannt geworden, habe Leute aus München, Frankfurt, Bremen behandelt. Selbst aus dem Ausland haben Leute angerufen.

Manchmal können die Patienten auch nicht abwarten, meinen, ihre Beschwerden müssten schlagartig weg sein. Es sind gerade diejenigen, die sowieso mit Zweifeln kommen. Drei, vier Tage später rufen sie mich an: »Herr Bullinger, das ist ja unglaublich, zuerst haben meine Schmerzen zugenommen, und ich wollte Sie verdammen. Aber jetzt sind sie wie weggeblasen.«

»Genau das habe ich beabsichtigt, Ihre Schmerzen sollten sich zuerst verstärken, damit der Körper sich wieder wehrt.«

Symptome, die chronisch sind, die nicht zu heilen waren, die aktiviere ich erneut. Das heißt, ich verstärke sie, dass sie dann intensiver auftreten. Und dann wehrt sich der Körper dagegen. Auf diese Weise kommt der Heilungsprozess wieder in Gang. Vorher erkennt der Körper das an, hat alles hingenommen, sich nicht mehr dagegen gewehrt. Es gibt Leute, die haben ewig Schmerzen, die gehen nie mehr weg, weil sich der Körper nicht mehr wehrt. Also muss ich den Körper herausfordern, dass er den Schmerz wegnehmen und nicht den Schmerz annehmen soll. Man gewöhnt sich an den Schmerz, nimmt den Schmerz an, lässt ihn nicht mehr los, hält ihn fest. Es gibt Leute, die haben schon jahrelang chronische Schmerzen, und niemand konnte ihnen helfen. Die waren bei Pontius und Pilatus, und niemand hat ihnen Erleichterung verschaffen können. Dann kommen sie zu mir, und sie sind erstaunt, dass ich plötzlich Grunddinge heraushole.

Es ist schon vorgekommen, dass einer was am Knie hat und sein Schmerz ist weg, aber ich habe oben die Nackenwirbel bearbeitet. Dann werde ich gefragt, ob das richtig sein könne und was das mit dem Knie zu tun habe. Meine Frage: »Haben Sie noch Schmerzen im Knie?«

»Nein, der Schmerz war immer da, jetzt ist er nimmer da.«

»Sehen Sie, wer langt bei Ihnen an den Nacken, wenn der Schmerz am Knie unten ist. Doch niemand, oder?«

»Ei nein!«

Das gehört auch zu den Grundregeln, dass vom Nacken unheimlich viel auf die Knie ausstrahlt, auf die Füße und die Zehen. Am Nacken kann man viel behandeln, was von unten kommt. Das sind Grundbegriffe, die Ärzte oft nicht kennen, die sie aber kennen müssten. Wenn man immer mit den Leuten Umgang hat, müsste man ja auch mal darauf kommen, dass man Besserung erzielen kann, wenn man am Nacken ansetzt. Sonst wird ja auch an den Patienten herumprobiert, seien wir doch mal ehrlich! Die Pharmaindustrie hat Tabletten für das und Tabletten für das. Wirken die Tabletten nicht, muss man andere nehmen, weil der Körper die bisherigen nicht mehr annimmt.

Wenn ich laufend jemanden behandle, reagiert er anders auf mich als am Anfang, als beim ersten Mal. Je häufiger er kommt, desto intensiver muss ich arbeiten. Wenn jemand kommt, unerwartet hereinkommt, dann können viele Probleme ruck, zuck gelöst werden. Der geht hinaus und sagt, ach war das ein Erlebnis. Einer, der frisch zu mir kommt, der reagiert wahnsinnig. Einer, der schon 20 Jahre herkommt, gut, der reagiert natürlich auch, aber es kostet mich mehr Kraft, mehr als beim ersten Mal. Ich hab immer viel neue Kunden, und das ist auch gut, dass immer neue kommen. So soll es sein, oder nicht?

Wie schon gesagt, manchmal kommt jemand zu mir und möchte behandelt werden, aber er reagiert nicht auf mich, spürt meine Wärme nicht. Umwerfen kann ich ihn auch nicht. Dann weiß ich, dass eine solche Person zu ist, von oben verschlossen. Ich darf sie gar nicht behandeln, weil sie etwas abbüßen muss. Sie hat etwas falsch gemacht und muss dafür büßen. Ihr Karma verhindert das. Hier kann ich nicht helfen. Diese Person kann überall hingehen, ihr kann nicht geholfen werden. Solche Dinge sind vom Universum gesteuert, deshalb kann ich nicht sagen, ob es christlich, islamisch oder anders religiös verursacht ist. Unser Körper ist geprägt durch Energien, die in dem, was wir Seele nennen, zentriert sind. Daran kann man glauben; glauben, dass alles göttlichen Ursprungs ist und seinem Leben so einen Sinn geben. Diese Energie existiert und ist eine wichtige Wirkkraft. Der Magnetismus, den die Parapsychologie diagnostiziert, ist Teil dieser Energie. Sie ist etwas, was von oben kommt, vom Universum gewährt wird. Deshalb kann der Glaube helfen.

Manchmal habe ich mich auch an die Gestalt erinnert, die mir vor langer Zeit erschienen ist, hab versucht, mich auf sie zu besinnen. Dann wusste ich, dass ich auf dem richtigen Weg bin. Aber die Verantwortung für meine Heilertätigkeit habe ich allein zu tragen.

Heilhypnose

Über Heilhypnose gelingt es, bei sämtlichen Krankheiten besser in den Körper zu kommen. Wenn ich sie anwende, führt das zur Entkrampfung und Entspannung des Körpers. Er entkrampft, wird locker, öffnet sich und wehrt sich nicht mehr dagegen. Angenommen, jemand hat einen steinharten Bauch, der wird dann ganz weich, und man kann ihn viel besser behandeln. Wenn ich Patienten hinlegen lasse und eine Heilhypnose anwende und dann auf die Beschwerden draufgehe, wirkt alles viel besser, weil meine Strahlen tiefer eindringen.

Heilhypnose ist so eine Sache, zu der ich wirklich jedem raten würde. Die Patienten fühlen sich auch viel wohler, sind richtiggehend frei und fühlen sich, als hätten sie ein paar Wochen geschlafen. Sie sind dann eben nicht mehr so nervig, nehmen sich mehr Zeit für sich selbst, was sie sonst vernachlässigt haben.

Wenn ich Patienten hab, die nicht gut reagieren, wende ich eine Heilhypnose an, und dann reagieren sie viel besser. Sie spüren auch alles viel besser, egal, was ich gerade bei ihnen behandle. Über Heilhypnose hilft meine Behandlung viel mehr. Im Unterschied zur Hypnose wird dem Patienten bei der Heilhypnose nicht das Ich weggenommen.

Über Heilhypnose kann man Raucher, Alkoholiker und Drogenabhängige entwöhnen. Auch auf hohen Blutdruck kann man Einfluss nehmen. Meine Erfahrung: Bei hohem Blutdruck, bei Hypertonie, neigen die Erkrankten zu Verkrampfungen im Unterbauch, was sich wiederum psychisch auswirkt.

Will ich einen Raucher entwöhnen, dann muss ich erstmal den Magen verkleinern, weil er sonst zunimmt und wieder zu rauchen anfängt. Also verkleinere ich den Magen, damit die Patienten den Appetit verlieren. Hören sie auf zu rauchen und nehmen nicht zu, dann bleiben sie dabei. Merken sie jedoch, dass sie zunehmen, fangen die meisten wieder an zu rauchen. Es gibt ja viele Frauen, die rauchen nur, um schlank zu bleiben.

Den Magen zu verkleinern, erreiche ich dadurch, dass ich mit der Hand draufgehe, wenn der Patient in Heilhypnose liegt. Durch die Bestrahlung erreiche ich dann ein richtig sättigendes Gefühl, und man hat keinen Hunger mehr, braucht nicht mehr so viel zu essen. Auf diese Weise wird auch die Magensäure reduziert, sodass man weniger Hunger hat.

Es gab Zeiten, in denen man vor dem Besuch eines Festes oder vor einer Einladung zur Hochzeit wenig oder nichts gegessen hat, um dann so richtig zuschlagen zu können. War es schließlich so weit, hat man dann kaum was essen können, weil der Magen schrumpft, wenn man nichts isst. Also ist die Sache genau umgekehrt. Wenn ich abnehmen will, muss ich weniger essen, dann passt sich der Magen an.

Nimmt man den Patienten das Rauchen weg, ergibt sich ja eine Nervenwirkung, denn sie bekommen großen Appetit. Sie haben ein Verlangen nach Süßem. Nerven verlangen nach Süßem. Also essen die Betreffenden viel Schokolade und nehmen dann natürlich zu. Sie greifen nach Süßigkeiten, weil süß beruhigt.

Alle, die aufgehört haben zu rauchen, schnäken gern, eben weil es eine Nervensache ist. Die Nerven müssen gewissermaßen reingelegt werden, weil sie vorher durch das Nikotin der Zigaretten abhängig gemacht worden waren. Durch das Gefühl der Sättigung des Magens verändere ich das Verlangen nach Süßem.

Beim Alkohol ist es nicht anders. Man muss den Abhängigen den Geschmack wegnehmen, dass es ihnen schlecht wird, wenn sie Alkohol trinken. Dann haben sie kein Verlangen mehr danach. Ihnen wird es wirklich furchtbar miserabel. Also geht auch diese Behandlung über den Magen.

Wenn ein solcher Patient arges Verlangen nach Alkohol bekommt, muss er mich nur kurz anrufen. Übers Telefon kann ich ihm dann eine kleine Heilhypnose machen, dann hört das Verlangen auf, der Drang ist wieder weg. Alkoholiker bleiben ihr Lebtag gefährdet. Alkoholiker ist man bereits, wenn man am Tag drei Flaschen Bier trinkt. Und das tun doch viele.

Ich habe es sehr oft mit psychisch Kranken zu tun, psychische Probleme sind weit verbreitet. Mit solchen Patienten hat man schwer zu kämpfen, alles ist langwierig. Da läuft nichts mit kurzer Behandlung oder so. Besonders schwierig wirken sich bei vielen Leuten die Witterungsbedingungen aus, vor allem im Frühjahr und im Herbst. Die Wetterumschwünge ziehen die Leute richtig runter. Sie kriegen einen Druck auf das Herz. Sie meinen grad, man drückt ihnen das Herz zusammen. Das Hauptproblem ist, sie können nicht mehr richtig durchatmen, weil die Aorta, die Hauptschlagader zufährt und Verkrampfungen entstehen, dass das Blut nicht mehr zirkulieren kann. Diese Verkrampfungen sind im Kopf nicht steuerbar. Sie müssen sich von selbst lösen. Deshalb ist das Entkrampfen des Körpers wichtig, dass der Druck nachlässt. Die Nervenärzte wissen auch um die Schwierigkeiten, lösen sie aber nur über Medikamente. Die Leute werden ruhig gestellt, bekommen Betablocker und was weiß ich, was noch alles hineingepumpt wird.

Eine Frau ist mal direkt aus der Psychiatrie zu mir gekommen. Sie hat auf nichts reagiert, war nervlich fertig, wie weggetreten. Aus diesem Zustand hab ich sie herausgeholt. Von Beruf war sie Friseuse und kam aus dem Elsässischen, westlich von Freiburg. Ihre Familie hatte sie aus der Psychiatrie herausgeholt, weil sie gemerkt hat, dass das nichts bringt. Jede Woche kamen sie zu mir hergefahren, ich weiß nicht wie oft, vielleicht 14-, 15-mal hab ich sie behandelt. Die Frau ist wieder komplett gesund geworden und geht wieder arbeiten.

Einmal kam ein Mann zu mir, der hat bei Mercedes gearbeitet. Seine Aufgabe war, Instrumente einzubauen, wobei er irgendwie mit Klebstoff arbeiten musste. Dieser Klebstoff hat ihm so zugesetzt, dass er gesundheitliche Probleme bekam, die ihn psychisch belasteten. Jedenfalls hat er die Chemikalien des Klebers nicht vertragen, hatte Atemschwierigkeiten, Angstzustände, bekam Weinkrämpfe, war am Durchdrehen, weil er glaubte, er erstickt. Bei Mercedes war er lange krank geschrieben. Wenn er dann wieder hinkam, den Geruch wahrgenommen hat, fing alles wieder von vorne an. Er war nicht mehr belastbar.

Also hat er dort aufhören müssen, konnte in diesem Beruf nicht mehr arbeiten.

In Landau war er dann bei einem Arzt oder Psychologen in Behandlung, aber ohne Erfolg. Schließlich kam er zu mir. Ich habe eine Heilhypnose mit ihm durchgeführt und ihn mehrmals behandelt. Inzwischen ist er aus der Sache raus, ist fast wieder gesund und arbeitet als Hausmeister einer Schule in Kandel drüben. Dort ist er zuständig für Elektrik und Heizung, außerdem betreibt er den Kiosk in der Schule. Es geht ihm wirklich gut.

Neuerdings haben auch schon viele kleine Kinder Probleme in der Schule. Wenn sie vom Psychologen kommen, haben sie alle eine Krankheit: ADS, das bedeutet, Aufmerksamkeitsdefizit-Syndrom. Viele dieser Kinder hab ich dann hier zur Behandlung.

Für mich ist das nichts anderes als ein schlecht durchblutetes Gehirn. Den Kindern fehlt die Bewegung, genau wie ein junges Tier Bewegung braucht. Sie hocken immer nur vor dem Computer, anstatt Fangen auf der Straße zu spielen, in einen Verein zu gehen, Fußball zu spielen. Wenn Kinder sich nicht austoben können, kriegen sie diese Krankheit. Früher war das so, je mehr wir uns bewegt haben, desto wohler haben wir uns gefühlt. Heutzutage heißt es Schule, Schule, Schule und dann vor den Computer. Das setzt den Kindern psychisch zu. Mit Heilhypnose kann ich da schon helfen.

Einmal ist eine Lehrerin mit vier Schülerinnen aus Landau gekommen. Diese vier Kinder seien sehr schwach beim Lernen, hat sie gesagt. Sie kämen nicht nach, seien zu langsam. Dumm wären diese Schüler nicht, aber sie täten sich halt unheimlich schwer. Deshalb wisse sie nicht, ob sie die Kinder in der Klasse behalten könne. Ob ich da was machen könnte, war ihre Frage. »Ich werde es versuchen«, habe ich geantwortet. So hat es angefangen mit der Behandlung von Kindern mit ADS, gewissermaßen ein Test, ein Versuch.

Daraufhin hab ich bei diesen Kindern den Kopf behandelt, damit das Gehirn besser durchblutet, der Kopf besser durchblutet wird. Ich habe meine Hände auf ihren Kopf gelegt. Nur durch meine Hände wird ihnen der Kopf ganz heiß. Und dann gehe ich mit den Augen drauf und massiere den Kopf richtig durch.

Nach einer solchen Heilhypnose sind sie ruhiger geworden, waren nicht mehr so aufgeregt, auch bei Prüfungen. Die Angst davor hab ich ihnen genommen. Schließlich haben die vier Kinder so eingeschlagen, dass sogar das Fräulein mich angerufen hat. Es wäre kaum zu glauben, aber diese Kinder wären jetzt die Besten in der Klasse. Während sie vorher langsam waren, auch bei zweimaligem Lesen sich nichts merken konnten, hätten sie jetzt schon nach dem ersten Lesen alles begriffen. Genau die, die sie hat sitzen lassen wollen, wären nun die Besten in der ganzen Klasse. Deshalb habe sie als Lehrerin auch die Eltern dieser Kinder angerufen, sie sollten zu Hause nicht so viel mit den Kindern üben, die könnten jetzt ihre Sache. Die Antwort der Eltern war, sie lernten überhaupt nicht mehr mit ihnen, weil sie alles von alleine machen. Diese Behandlung hat also richtig eingeschlagen. In der Folge kamen und kommen viele junge Leute, weil ihre Kinder schlecht lernen. Auch die behandle ich auf diese Art. Heute habe ich jede Woche drei, vier Kinder, die ich auf diese Weise behandle.

Einmal hab ich so ein Bürschlein aus Heppenheim gehabt, so ein Altgescheiter. Aber wenn er in der Schule war, hat er dagesessen und keine Antwort gegeben. Die Eltern haben mir erzählt, der Bub könne nicht rechnen, nicht vorwärts und nicht rückwärts. Auch bei ihm habe ich dasselbe probiert, nämlich sein Gehirn über Heilhypnose zu durchbluten. Eine Zeit lang nachdem die Leute wieder zu Hause waren, haben sie mich angerufen und gesagt, der Junge lerne jetzt vorwärts und rückwärts, etwas, was er vorher nie begriffen habe. Sie könnten es nicht begreifen, dass meine Behandlung so viel ausmacht. »Sie sehen es ja, das war keine Beeinflussung, das kommt nur über die Durchblutung des Kopfes«, hab ich geantwortet.

Über die Heilhypnose wird das Gehirn, der Kopf besser durchblutet. Deshalb lernen und sprechen die Kinder besser, nehmen also leichter auf, begreifen schneller.

Das gilt auch für ältere Schüler, wenn zum Beispiel jemand Abitur macht. Viele Abiturienten rufen mich an und wollen, dass ich ihnen helfe. Auch bei ihnen nehme ich über Heilhypnose die Prüfungsangst weg, und dann bestehen die ihre Prüfung.

Ich würde also Heilhypnose nicht nur in solchen Fällen, sondern bei jeder Art von Beschwerden empfehlen. Dadurch wird man ruhiger und ausgeglichener.

Etwas »sehen« können

Wenn jemand vermisst oder gesucht wird, kann ich auch helfen. Eine Polizistin aus Koblenz, eine Frau von der Kripo, war mal hier bei mir in Herxheim zur Behandlung. Dadurch kam sie auf den Gedanken, mich zu fragen, ob ich bei der Aufklärung verschollener Kollegen etwas tun könnte. Die ganze Aktion ging nur über das Telefon.

Es gab mal einen großen Bericht über diese zwei Vermissten, die von der Polizei gesucht worden sind. Die Mörder hatten sie erschossen und unter einem Baum vergraben. Die Polizisten haben mir den Namen der vermissten Männer gesagt, es waren zwei ihrer Kollegen. Mit meinen Händen bin ich über die mit dem Namen verknüpften Personen gegangen. Wenn ich die Namen weiß, reicht das aus. Ich konzentriere mich dann, stelle mir die Personen vor, suche nach ihnen. Wenn meine Hände warm werden, ist es gut, wenn nicht, leben sie nicht mehr.

Zu meiner Frau hab ich damals gleich gesagt: »Die zwei leben nicht mehr, die sind tot, die finden sie nicht mehr lebendig, brauchen sich nicht mehr zu beeilen.« Das hat sich dann bestätigt. Dieser Kripobeamtin hab ich das auch per Telefon erklärt: »Wird meine Hand warm, weiß ich, die Betreffenden leben noch, wenn nicht, wird meine Hand kalt.« Jedenfalls wurden die zwei tot aufgefunden.

Daraufhin wollten die Leute von der Kripo, dass ich ihnen auch helfen soll, einen Schwerverbrecher, einen Mörder zu suchen, der ausgebrochen war. Es sei dringend, bevor er noch jemanden umbringt. »Also gut«, hab ich gesagt, »ich will es versuchen, will schauen, wo er ist.« Auch diese Aktion lief nur über das Telefon ab.

Ich wusste sofort, er ist noch in der Stadt, in Koblenz. Ich hab die Kripoleute aufgefordert, die Stadt in vier Zonen einzuteilen und ihnen gesagt, dort im rechten Bezirk ist er noch. Dieses Gebiet haben wir so lange weiter geteilt, bis nur noch vier Häuser übrig waren. Dann konnte ich zeigen, in welchem Haus er ist. Dort hat die Polizei ihn rausgeholt.

Während ich mit der Frau von der Kripo telefonierte, hab ich gefragt, ob ihr Büro in einem Wohnblock liege. Als sie es bejahte, hab ich ihr gesagt, sie werde aus einem Fenster des gegenüberliegenden Blocks mit dem Fernglas beobachtet. Auch das hat sich bestätigt, doch weiß ich nicht, wozu das geführt hat.

Jedenfalls wollte die Polizei, dass ich noch weitere Fälle für sie lösen soll. Doch zu der Kripofrau hab ich gesagt: »Das ist das letzte Gespräch, das wir haben, ich bin Heiler und keiner, der Verbrecher sucht.« Müsste ich nicht fürchten, ins Visier der Mafia oder anderer Verbrecher zu kommen ... Allerdings, bei schwierigen Fällen könnte man wirklich viel erreichen.

Einmal war eine Frau bei mir, deren Tochter mit einem Araber nach Indien verreist war. Die Mutter wusste genau, dass die beiden Hasch nehmen, schmuggeln und damit handeln. Aber sie war beunruhigt, weil die Tochter sich lange nicht mehr gemeldet hatte, fürchtete, sie lebt nicht mehr. Da die Mutter ein Bild der Tochter dabei hatte, hab ich mich konzentriert und bin da auch draufgegangen. Aber eigentlich brauche ich das nicht, wenn ich jemand suche.

Weil meine Hand warm wurde, konnte ich sagen: »In den nächsten zwei Tagen meldet sich ihre Tochter, landet sogar mit dem Flugzeug in Frankfurt, also, sie kommt zurück.«

Die Mutter hat daraufhin die Polizei verständigt, weil sie wollte, dass ihre Tochter nicht mehr mit diesem Mann umherzieht, dass der sie loslässt. Tatsächlich hat man die beiden mit einer Menge Hasch erwischt.

Man stelle sich vor, meine Hand wird kalt, dann könnte ich mich nicht überwinden zu sagen, sie lebt nicht mehr. Es bliebe mir nichts übrig, als auszuweichen, zu sagen, ich finde sie nicht. Oder umgekehrt, ich behaupte, sie ist tot, und dann kommt sie eines Tages angereist. Aber in diesem Beispiel habe ich es genau gewusst, weil meine Hand so warm geworden ist, dass ich sagen konnte: »Sie meldet sich demnächst.« So war es wirklich, innerhalb von zwei, drei Tagen hat mich die Frau zurückgerufen, ihre Tochter hätte sich gemeldet, käme zurück. Und die Mutter hat das getan, was sie vorhatte, hat dafür gesorgt, dass sie und ihr Freund gefasst wurden.

Einer anderen Frau, die Probleme mit den Augen hatte, hab ich angeboten, sie könne mich anrufen, sollte es ihr schlecht gehen. Nun war sie zu ihrer Tochter gereist, um dort das Haus zu hüten, während die in Urlaub fahren wollte. Jedenfalls ging es dieser Frau schon kurz darauf nicht gut, worauf die Tochter meinte, sie solle mich doch anrufen. Dann ruft sie mich an und sagt:

»Herr Bullinger, ich bin hier bei meiner Tochter auf Besuch und sehe wieder schlecht.«

Wie der Ort hieß, von dem aus sie angerufen hat, weiß ich nicht mehr, spielt ja auch keine Rolle. Jedenfalls hab ich spontan zu ihr gesagt:

»Oh, das ist aber eine schöne Wohnung, die ihre Tochter da hat, ein schönes Haus, ein wunderbares Wohnzimmer. Mir gefallen vor allem die Abstufungen zwischen den einzelnen Bereichen. Aber für Sie sind die gefährlich, weil Sie wegen Ihrer Augen stolpern könnten. Besonders dieser eine Absatz verlangt Vorsicht.«

Anschließend hab ich angefangen, die ganze Wohnung zu schildern, hab vom Buffet gesprochen, von einem schönen Gesteck darauf und gefragt, ob das ein Hochzeitsgeschenk für die Tochter gewesen sei.

Ja, ja, das habe sie damals geschenkt, und die Tochter habe es aufbewahrt, weil es ihr gefallen hat.

»Wirklich, ein schönes Wohnzimmer, das gefällt mir sehr gut, und die Couchgarnitur sieht nicht schlecht aus, mit dem Tisch. Und alles ist schön ausdekoriert, nicht zu viel, also wirklich gut«, hab ich weiter erzählt.

»Ja, ja, meine Tochter hat schon einen guten Geschmack«, hat die Frau darauf gesagt.

»Auf ein solches Haus muss man schon ein bissel aufpassen«, hab ich betont. »Die schönen Schiebelemente zum Garten haben Sie gerade geöffnet, da sieht man, der Garten ist neu angelegt, und das schöne Gartenhaus, sechseckig mitten auf dem Rasen. Sieht wunderbar aus. Warum haben die denn den Rasen umgegraben?«

»Wegen der hohen Bäume, unter denen der Rasen verkümmert.«

»Unter hohen Bäumen sollte man keinen normalen Rasen säen, der geht immer kaputt. Dort gehört Schattenrasen hin.«

»Schattenrasen, gibt's denn so was?«

»Selbstverständlich gibt's Schattenrasen!«

»Das muss ich meiner Tochter mal sagen, dass es auch Schattenrasen gibt.«

»Der normale Rasen geht Ihnen wieder kaputt«, hab ich hinzugefügt.

Während des Telefonierens hatte die Frau das Telefon auf Mithören gestellt, sodass ihre Tochter dem Gespräch folgen konnte. Irgendwie aus dem Hintergrund hab ich sie zu ihrer Mutter sagen hören:

»Sag mal, war Herr Bullinger schon bei uns? Der redet über unser Haus, als ob er schon mal hier gewesen sei, kennt alle Einzelheiten. Hast du das nicht gemerkt. Warst du schon einmal mit ihm hier, ohne etwas davon zu sagen?«

»Wie kommst du denn auf so was«, hat sie geantwortet und zu mir, »Herr Bullinger, Sie waren noch nicht bei uns?«

»Nein, Sie sind ja jetzt bei ihrer Tochter im Haus!«

»Wieso können Sie denn das Haus genau erklären?«

»Wir sehen ja, was da alles steht!«

»Ja, sehen Sie auch mich?«

»Selbstverständlich, sonst könnte ich Sie ja nicht behandeln, wenn ich Sie nicht sehen könnte.«

»Ah, ach so, so funktioniert das!«

»Merken Sie nicht, dass Ihnen ganz warm wird?«

»Ach Gott, mir wird's ganz heiß«, hat sie gesagt, »und ich sehe tatsächlich besser, alleweil wird's deutlicher in den Augen.«

»Jetzt gehe ich auf Ihren Sehnerv, zieh den ein bissel hoch, dann kriegen wir den frei, dann wird der Druck weggenommen, dann sehen Sie besser, denn der Axiswirbel drückt Ihnen voll auf den Sehnerv.«

»Ja, jetzt ist es wieder heller, jetzt sehe ich wieder besser«, hat sie dann gesagt.

»Achten Sie aber nur auf die unterschiedlichen Höhen in der Wohnung«, hab ich gesagt, »damit Sie nicht hinfallen, besonders in der Küche.«

»Meine Tochter glaubt mir nicht, sie meint, sie waren schon in diesem Haus.«

»Ich weiß nicht mal, wie der Ort heißt, in dem Sie jetzt sind. Ich weiß bloß, Sie sind bei Ihrer Tochter, weil Sie das Haus hüten müssen, wenn die in Urlaub ist. Ich sehe dort alles, sonst könnte ich Ihnen nicht davon erzählen.«

»Ja, schauen Sie denn durch mich durch?«

»Nein, nur wenn ich Sie behandle, sehe ich alles, was dort ist.«

»Ja, gibt's so was, da kriegt man ja Angst vor Ihnen.«

»Sie brauchen keine Angst zu haben, das ist ganz normal.«

Ein anderer Fall. Auch hier geht es um eine Frau, die ich behandelt habe. Sie war aus Oberotterbach. Eines Tages rief sie mich an, und wieder kam es spontan aus mir heraus: »Wenn Sie schon mit mir telefonieren, ziehen Sie bitte etwas an«, hab ich ihr entgegengehalten. »Ach Gott im Himmel, Herr Bullinger«, hat sie ausgerufen, das Telefon fallen lassen und ist weggelaufen. Als sie in einem Morgenmantel zurückkam, hab ich noch eins draufgesetzt: »Durch den Morgenmantel, den Sie anhaben, sehe ich auch durch, wenn ich das will.«

Schlagfertig wie sie war, hat sie reagiert: »Wenn Sie schon alles sehen können, dann müssen Sie auch wissen, was gerade mit unserem Haus los ist.«

»Leider Gottes wird gerade Ihr Haus verputzt und dabei der neue Holzbalkon eingesaut, dass er furchtbar aussieht.«

»Hach, jetzt bin ich aber ganz fertig! Was glauben Sie, wie oft ich deswegen mit meinem Mann schon Streit hatte, weil der Balkon so verdreckt ist.«

Als die Frau am nächsten Tag zu mir kam, hatte sie einen ganz roten Kopf, weil ich ihr gesagt hatte, ich habe sie unbekleidet im Haus rumlaufen sehen.

»Deswegen brauchen Sie nicht rot zu werden, das ist etwas ganz Normales.«

»Ich kann das aber nicht begreifen, deshalb bin ich auch ganz verlegen«, war ihr Kommentar. »Ich war ganz schön geschockt, das müssen Sie doch verstehen.«

Wie im anderen Beispiel konnte ich der Frau das Haus beschreiben, hier die Sache mit dem Balkon und Verputz. Einen Balkon baut man erst nach dem Verputz oder man hängt ihn wenigstens mit Tüchern ab.

Jedenfalls war die Frau verlegen und fasziniert zugleich. So passiert eins ums andere. Es kommt öfter vor, dass ich bei einer Fernbehandlung den Leuten etwas über sie sagen kann.

Hans Peter Briegel, eine Zeitlang Trainer der albanischen Nationalmannschaft, hatte meinen Sohn Achim als Sport-Physiotherapeuten angeheuert. Einmal, als die Albaner gegen Griechenland spielen mussten, habe ich mit Briegel gewettet. »Die Albaner gewinnen gegen den amtierenden Europameister Griechenland«, hab ich behauptet. Irgendwie wusste ich genau, dass es so kommen würde, und die Wette ging um eine Flasche Champagner. Tatsächlich haben die Albaner 2:1 gegen Griechenland gewonnen, die ja so etwas wie ihre Erzfeinde darstellen. Niemand hatte das erwartet, nicht einmal ihr Nationaltrainer Briegel. Anschließend kam er zu mir nach Hause und hat eine Flasche Champagner gebracht, der Briegel. Schließlich hatten wir ja gewettet.

Mit meinem Sohn Achim verbindet mich ein telepathisches Verhältnis. Egal, wo ich bin, weiß ich immer, was mit ihm ist. Egal, was er macht oder wo er sich bewegt, ich weiß es, hab ihn immer gefunden, schon, als er noch ein Kind war. War er mal verschwunden oder abgehauen, wie Kinder das manchmal tun, ich hab den Burschen immer gefunden. Dann kam ich nach Hause und hatte ihn im Auto sitzen. Wieso, warum, kann ich nicht sagen, es ist eben so. Einmal haben wir in Gran Canaria Urlaub gemacht. An einem gewissen Tag, so um halb vier, hab ich zu meiner Frau gesagt: »Horch zu, jetzt ruft dich der Achim an.«

»Wie kommst du jetzt darauf?«, fragte sie.

»Er versucht jetzt, uns anzurufen, denn er hat eine neue Freundin. Die kommt aus der Gegend von Osthofen, wo ich manchmal Leute behandle.«

»Was redest du für einen Unsinn daher«, hat es meine Frau nicht glauben wollen.

»Sei bitte so gut, geh rüber in die Wohnung, mach ein bissel Kaffee und du wirst sehen, dass er dich anruft. Dann sagst du ihm, dass du weißt, was er will, dass er eine Freundin aus Worms da unten hat. Mal gespannt, was er zu dir sagt.«

Achim hat tatsächlich angerufen: »Mama, ich will dir was sagen …«

»Ja, was du mir sagen willst, hat mir der Papa schon gesagt.«

»Wie bitte?«

»Ei, der Papa hat gesagt, du hättest eine neue Freundin kennengelernt, da bei Worms da unten rum. Stimmt das?«

»Das kann doch nicht sein, genau das wollte ich dir jetzt gerade sagen.«

Meine Frau saß da und war platt. Wieso ich das wusste, ist nicht zu verstehen.

Das war halt so. Man nennt es Telepathie. Ein Glück, dass ich nur mit Achim eine telepathische Verbindung habe und er nicht mit mir. Das wäre dann doch zu viel.

Im Theater oder Zirkus kann man so was auch mal sehen. Da steht oben jemand und liest zum Beispiel Personendaten in einem Pass, während im gleichen Moment unten jemand genau weiß, was die Person oben gelesen hat, und es auch laut sagen kann. Auch das ist Telepathie.

So etwas ist angeboren, dagegen kann man nichts machen. Diese Fähigkeit verändert sich auch nicht.

Auch für Achims berufliche Entwicklung hatte ich schon immer ein besonderes Gespür. Als er seine Automechaniker-Ausbildung abgeschlossen hatte und diesen Beruf eigentlich nicht ausüben wollte, habe ich oft mit ihm über andere Möglichkeiten gesprochen. Ich habe ihm abgeraten, nur eine Masseur-Ausbildung anzustreben, weil ich weiß, dass diese für sich allein keine große Zukunft hat. Als er deswegen in Hamburg in Ausbildung war, habe ich ihm empfohlen, er solle damit weitermachen bis zum fertigen Physiotherapeuten.

»Du hast solche Fähigkeiten, ich würde es machen, wenn ich du wäre. Später wirst du es bereuen, wenn du jetzt aufhörst.«

Jedenfalls hat er in Dortmund diese Ausbildung abgeschlossen. Und er wollte dort bleiben, vielleicht noch etwas dranhängen. Aber ich hab ihm abgeraten:

»Achim, du bist jetzt so weit, hast alles gemacht und jeder Tag fehlt dir, wenn du nicht selbständig anfängst für dich. Mach dich selbständig, melde dich an, baue dir was auf. Du musst es jetzt machen, jetzt hast du noch eine Chance.«

Doch meine Frau hatte durchaus verständliche Vorbehalte. Aber ich hab gesagt: »Er hat Fähigkeiten, ich würde es wagen. Damit kommt er in meinen Bereich hinein. Ich merke es, er hat Gefühl dafür, es ist alles da, und da geht auch was!«

Meine Frau blieb weiterhin bei ihren Einwänden, befürchtete, es könnte vielleicht schief gehen. In der Zwischenzeit hatte Achim eine Weile in Herxheim als Physiotherapeut gearbeitet. Ich habe ihm weiterhin geraten, sich selbständig zu machen. Schließlich war auch gerade eine günstige Zeit für berufliche Neugründungen, weil die staatlich gefördert wurden. Außerdem hat Achim Fähigkeiten, von denen ich weiß, dass jeder Tag, an dem er sie nicht erproben kann, ein verlorener Tag für ihn ist.

Durch Achims Selbständigkeit hat es sich ergeben, dass wir Räume angemietet, renoviert und beide neben- und miteinander eine Praxis eingerichtet haben, und zwar draußen an der St.-Christophorus-Straße. Auf diese Weise haben wir die Räumlichkeiten meiner alten Praxis im Privathaus freibekommen und das Familienleben auch entlastet.

Auf jeden Fall hab ich gesagt, er hat Fähigkeiten, er soll das machen, und wir werden sehen, es schlägt gut ein. Und es hat ja auch gut eingeschlagen. Dass er jetzt auch noch Osteopathie dazumacht, das auch noch studiert, weitermacht, ist natürlich eine ganz große Sache für ihn. Denn dadurch kommt er in Gebiete hinein, in denen wir ja drin sind, in denen wir hauptsächlich arbeiten. Das ist genau das, was ich vorausgesagt hab. Wir nähern uns in dieser Weise einander an. Fähigkeiten hat er, wahnsinnig, sieht man ja auch, weil er im Sport gut ankommt, bei den Fußballern zum Beispiel. Er setzt sich sehr für seinen Beruf ein, es ist eben seine Berufung. Es macht ihm Spaß, und es geht gut durch. Die Ausbildung zum Osteopathen in Stuttgart tangiert meine Arbeit, wie wir beide im Gespräch schon öfter gemerkt haben. Aber die Ausbilder dort wissen nichts von mir.

Den Menschen helfen

Ich müsse den Menschen helfen, hat man zu mir in Freiburg gesagt, ich sei dazu berufen. Nicht umsonst hätte ich die Kraft dafür bekommen. Inzwischen ist es so, dass ich meine Kraft oft so stark empfinde, dass ich wirklich jemandem helfen *muss.*[29]

Wie gesagt, es hat sich längst herumgesprochen, dass man zu mir kommen kann, ohne zu sagen, weshalb; ohne zu sagen, was einem fehlt. Einmal ist eine Frau gekommen, der ich auf den Kopf zugesagt habe: »Was Ihnen fehlt, ist ja gar keine Krankheit. Sie kommen, weil sie keine Kinder kriegen.«

»Wieso wissen Sie denn, dass ich keine Kinder kriege?«

»Aus diesem Grund sind Sie doch zu mir gekommen. Oder wissen Sie nicht, warum Sie gekommen sind?«

29 Die in diesem Kapitel aufgeführten Beispiele folgen keiner Chronologie. Bei den Interviews mit Theo Bullinger sind sie spontan vorgetragen und hier bloß inhaltlich gegliedert worden.

»Wie kommt es, dass Sie wissen, dass ich keine Kinder kriege?«

»Das kann ich Ihnen auch nicht sagen. Es ist halt so! Es ist aus mir rausgeschossen. Und Sie sehen's doch, es stimmt.«

»Ei, ja, deswegen bin ich gekommen.«

»Aber normal kann ich das doch nicht wissen, oder?«

»Mir ist bekannt, dass Sie sonst Krankheiten kurieren. Aber ich bin heute gekommen, weil es hieß, zu Ihnen kann man auch kommen, wenn man keine Kinder kriegt.«

Gerade ist wieder ein Bübchen geboren worden, dessen Mutter bei mir gewesen ist. Nun ist es zur Welt gekommen, echt ein Wahnsinn! Mit den Kindern, das ist etwas Besonderes, etwas Schönes. Leuten, die keine Kinder bekommen können, kann ich wirklich helfen. Oft hat man bei den Frauen Samenverpflanzungen durchgeführt, die jedoch nicht angeschlagen haben. Wenn wir die Frauen behandeln, schlägt es an. Dann sind sie empfänglicher. Das sage ich diesen Frauen gleich: »Wenn Sie hier rausgehen, sind Sie empfänglicher.«

Sie kriege keine Kinder, sie wolle aber unbedingt schwanger werden, hat mir einmal eine Frau gesagt.

Daraufhin habe ich nach ihrem Mann gefragt, was der darüber denke. Ach Gott, mit dem sei es deswegen furchtbar schwer.

»Stellen Sie sich mal vor«, habe ich ihr vorgehalten, »Sie gehen nach meiner Behandlung nach Hause und werden danach schwanger. Was würde Ihr Mann darüber denken? Würde der nicht glauben, das Kind sei von mir. Käme der nicht hierher und würde mich verprügeln, mir ein blaues Auge verpassen?«

Ah ja, arg misstrauisch wäre er schon, hat sie geantwortet.

»Bringen Sie Ihren Mann mit, dann werde ich Sie behandeln«, bat ich. »Er soll dabei sein. Dann sehen wir weiter.«

Schließlich ist sie mit ihrem Mann gekommen. Und der war misstrauisch wie eine Wildsau mit Frischlingen. Eigentlich wollte er gar nicht mitkommen. In der Zwischenzeit haben die beiden schon drei Kinder. Zuerst hat es bei ihnen nicht funktioniert, jetzt haben sie bereits drei. Der Ehemann hat zu seiner Frau später gesagt, wenn er nicht dabei gewesen wäre, hätte er niemals geglaubt, dass es so kommt. Mir ist wichtig, dass die Paare gemeinsam vorsprechen.

Eine andere Situation. Eines Tages kam eine Frau zu mir in die Sprechstunde und hat schon beim Reinkommen geschrien:

»Gehen Sie mal raus, Herr Bullinger, und gucken Sie sich Ihre Zwillinge an.«

Vor allen Leuten, die im Wartezimmer saßen. Die haben vielleicht dumm geguckt. Von denen hätte niemand mehr seine Frau allein zu mir hereingeschickt!

Darauf musste ich reagieren. »Moment, das werden wir sofort aufklären. Sie haben hier herumgeschrien, es seien Zwillinge von mir. Bitte sagen Sie den Leuten, was wirklich ist. Sonst glauben die das noch.«

»Ach Gott, Herr Bullinger, da hab ich mir nichts dabei gedacht. Aber das weiß man ja«, hat sie geantwortet.

»Ja gut, Sie wissen es, ich weiß es auch, aber die Leute hier nicht.«

Jetzt lacht man darüber, es ist ja auch zum Lachen. Jedenfalls hat die Frau es den Leuten erklärt, und der Fall war erledigt.

Mir blieb nur noch zu sagen: »Lassen Sie mir doch eines der Kinderlein da. Wenn ich mich recht entsinne, wollten Sie ja bloß eins. Eines behalte ich hier, das andere können Sie mit heimnehmen.«

»Nein, nein, ich nehme meine Töchterchen alle beide mit, ich wollte Ihnen die Zwillinge doch bloß zeigen.«

Ich stelle mir auch vor, was meine Frau dazu gesagt hätte, wenn jemand so zu ihr reingekommen wäre. Wahrscheinlich hätte es Ohrfeigen gesetzt aus lauter Eifersucht, obwohl man heute ja alles überprüfen kann.

Aber wie gesagt, wenn eine Frau kommt, weil sie schwanger werden will, sage ich: »Bringen Sie Ihren Mann mit. Blaue Augendeckel möchte ich mir ersparen.«

Einmal ist ein Kind zu mir gebracht worden, das vielleicht zwei, drei Monate alt war. Es werde nicht älter als drei Jahre, weil es täglich hundert Anfälle, Krämpfe, richtige Krampfattacken hätte, so hat die Mutter zu mir gesagt. Nachdem ich das Kind, es war ein Mädchen, behandelt habe, sind die Krämpfe stark zurückgegangen, schließlich traten sie nur noch einmal im Monat auf. Das ist nun schon lange her. Inzwischen ist das Kind zur Schule gegangen und zu einem großen 24-jährigen Mädel herangewachsen, das keine Beeinträchtigungen mehr hat, trotz der Prognose, es werde höchstens drei Jahre alt. Die vielen Krämpfe, unter denen die junge Frau als Kind leiden musste, haben ihre Entwicklung, insbesondere ihr Gehirn behindert, ganze Bereiche blockiert. Meine Behandlung hat die Krämpfe gelöst und beseitigt. Das Mädel ist heute völlig normal, und es war seinerzeit echt behindert durch die Krämpfe. Im Übrigen, gegen epileptische Anfälle kann man auch etwas machen.

Auch bei Gesichtslähmung, wie sie bei Erkältung auftreten kann, hatten wir schon Erfolge. Es gab Zeiten, da sind Leute jahrelang mit schiefem Gesicht herumgelaufen. Aber wenn der Nerv richtig behandelt wird, haben sie eine Chance.

Einmal kam ein Patient zu mir, der zu seinem fünfzigsten Geburtstag Leute eingeladen hatte. »Schauen Sie mich mal an, wie ich aussehe, so kann ich nicht vor die Leute treten, mit diesem schiefen Gesicht«, sagte er, als er vor mir stand. Am kommenden Samstag steige das große Fest.

»Bis zum Samstag haben wir Sie wieder fit!« In der Folge kam er jeden Tag zu mir, bis Freitagabend, dann war alles weg. »Und, was sagen Sie jetzt?«, hab ich ihn gefragt.

Das hätte er nie geglaubt, hat er zugegeben, das könnte er mir nie vergessen, und er war ganz glücklich. Samstags konnte er sein Fest feiern. Dieser Mann kam aus dem Raum Ludwigshafen/Mannheim.

Eine andere Geschichte handelt von Sofia, einer Frau aus Karlsruhe, die jahrelang zu mir kam, zumeist wegen ihrer Allergien. Sie litt unter wirklich starken Allergien. Dadurch haben wir uns kennengelernt, auch näher kennengelernt. Einmal waren wir sogar mit ihr in Urlaub gewesen. Jedenfalls waren diese Allergien der Ausgangspunkt. Sie habe einen Friseursalon, hat sie gesagt. Ob ihre Krankheit durch die vielen chemischen Substanzen und Mittel verursacht seien, mit denen sie arbeiten müsse, wollte sie wissen. Es könnte gut sein, dass man dadurch hochempfindlich werde, durch das Zeug. Gerade Friseusen seien dafür bekannt, sehr anfällig zu sein, sagte ich.

Besonders im Frühjahr und Sommer, wenn es blüht, bekäme sie keine Luft. Es sei so schlimm bei ihr, dass sie fürchte zu ersticken. Obwohl sie von allen möglichen Ärzten immer wieder Spritzen bekommen hätte, nichts habe ihr geholfen. Sie fürchte, ihren Friseursalon schließen zu müssen. Sie halte es nicht mehr aus.

Sie solle zu mir kommen, ich würde mir das ansehen. Gerade bei Allergien hätte ich schon große Erfolge erzielt, sagte ich.

Sofia ist dann zu mir gekommen, und ich habe sie behandelt, dass sie hat durchatmen können. Und es ging ihr gut. Nach ein, zwei Wochen hat sie geklagt, es fange wieder an.

»Wir müssen an der Sache dranbleiben, dann kriegen wir das weg«, habe ich ihr gesagt.

Danach ging es ihr so gut, dass sie Urlaub in Österreich geplant hat. Mich hat sie gefragt, ob sie sich das zutrauen könne: »Meinen Sie, dass ich fahren kann?«

»Ja, Sie können ruhig fahren, brauchen keine Angst zu haben. Wenn nicht, rufen Sie mich halt an«, hab ich gesagt.

Also sind sie in Urlaub gefahren, einen Tag weg gewesen, dann ruft's an: »Herr Bullinger, wir packen den Koffer, ich muss heim, ich ersticke!«

»Sie ersticken nicht! Jetzt entspannen Sie sich mal, ich mach eine Heilhypnose. Dann gehe ich in Sie rein und sehe zu, dass die Nase frei wird.«

Aber sie könne nicht mehr ausatmen. Einatmen könne sie, aber nicht ausatmen. »Es ist ja furchtbar, das ist noch schlimmer, als wenn ich nicht einatmen kann.«

Ihre Allergie hatte beides verursacht. Dann hab ich sie behandelt übers Telefon, und sie konnte immer besser atmen. Auf einmal war die Nase komplett frei.

»Ach Gott, Herr Bullinger, bin ich glücklich, kann jetzt wieder schnaufen, es geht wieder.«

»Warten Sie mal ruhig ab, packen Sie noch keinen Koffer, bleiben Sie einfach dort. Sie werden dann sehen, wie es geht. Sollten Sie wieder Probleme haben, rufen Sie mich halt an.«

Am nächsten Tag hat sie dann angerufen, es ginge ihr sehr gut, sie fühle sich gut. »Also haben wir es doch geschafft«, war meine Antwort.

Nach vierzehn Tagen kam sie mit ihrem Mann zurück, war schön braun. Dort hätte es ihnen gut gefallen, sagte Sofia. Ihren Wirtsleuten in Österreich habe sie von mir erzählt, und die hätten gefragt, ob es nicht möglich wäre, dass ich einmal dorthin zu ihnen komme. Vor allem die Wirtsfrau habe große Probleme mit ihrem Sohn, der rauschgiftsüchtig sei, und mit ihrem Mann, der sehr viel trinke, seit Jahren Alkoholiker sei. Ob ich da nicht helfen könnte, hätte sie dringend gebeten.

Spontan habe ich gesagt: »Wir können es ja mal versuchen. Machen wir mal vierzehn Tage Urlaub bei den Leuten.« Also sind meine Frau und ich nach Österreich gefahren. Die Wirtsfrau war total glücklich, als wir gekommen sind, sie hat sich sehr gefreut.

Nachdem ich ihren Mann und Sohn kennengelernt hatte, war mir schnell klar, dass dem Sohn nicht so leicht zu helfen ist.

»Ihr Sohn ist wirklich stark abhängig, er hängt, wie man so sagt, böse drin. Ich glaube kaum, dass wir da helfen können. Sie werden sehen, wenn ich dem was sage, dann verspricht er alles, aber er hält sich nicht dran. Er wird uns belügen, und dann macht er es ja doch. Aber ich versuch's. Auch bei Ihrem Mann, der schon so lange Alkoholiker ist, wird es nicht leicht sein zu helfen. Jemand, der jeden Tag betrunken ist, an den kommt man auch nicht so leicht ran.«

Schließlich kam der Mann zu mir, und ich hab mich länger mit ihm unterhalten. Ja, er wolle sich behandeln lassen, hat er zu mir gesagt. Während wir miteinander gesprochen haben, habe ich ihn behandelt. Und schon am nächsten Tag hat er keinen Alkohol mehr getrunken.

»Das lässt sich gut an«, dachte ich dabei, »doch wie lange mag er durchhalten? Vielleicht holt er alles wieder nach?« Doch auch am zweiten, dritten, vierten Tag hat er nichts mehr getrunken. Also schien meine erste Behandlung gut anzuschlagen. Deshalb habe ich ihn mir nochmals vorgenommen.

Es gehe ihm gut, und er fühle sich wohl, sagte er zu mir. Er wolle versuchen, nicht mehr zu trinken. Ich habe ihn eindringlich gewarnt, wieder anzufangen, wenn er nicht seine Leber zerstören wolle. Deshalb dürfe er nie wieder Alkohol trinken, auch kein Bier, nicht mal probieren. Beim geringsten Schluck werde er wieder rückfällig.

Seine Frau hat sich natürlich gefreut, dass er aufgehört hatte zu trinken. Sie war glücklich auf einmal. Jedenfalls hat sich die Sache gut gemacht. Dem Mann ist es wirklich gut gegangen. Daraufhin haben die Wirtsleute natürlich Reklame gemacht, und es sind noch weitere Leute gekommen, die ich dort behandelt hab. Jedenfalls ist der Mann vom Alkohol weggekommen, was aber aus seinem Sohn geworden ist, weiß ich nicht.

Der sollte mal das Geschäft übernehmen, weil er gelernter Koch war.

Während dieser Urlaubswochen in Österreich bin ich mit meiner Frau hinunter an den See. Es war schönes Wetter, und wir wollten uns dort hinlegen. Ich weiß noch, es war freitags gegen Abend. Bei solchen Gelegenheiten schaut man sich um und sieht die Leute, die auch dort sind. Zu meiner Frau hab ich gesagt:

»Schau mal, da sind gerade zwei Leute gekommen. Und die Frau, die dabei ist, ist unheimlich krank, hat hundertprozentig Krebs. Voller Krebs ist sie. So wie sie aussieht, geht es ihr sehr schlecht.«

Wir saßen da auf unserer Decke und mir hat die Sache keine Ruhe gelassen. Meine Frau meinte dann: »Geh doch mal hin, vielleicht kannst du der Frau helfen. Vielleicht kannst du ihre Schmerzen lindern, dass sie wenigstens noch einen schönen Urlaub hat.«

Jedenfalls hat uns die Frau wirklich leidgetan. Ein Gedanke hat mich dabei nicht losgelassen: Wieso passiert so was, dass diese Leute hierherkommen, während wir hier sitzen. Warum? Es sollte wohl so sein, oder nicht?

Ich bin dann zu ihnen hin und habe ein Gespräch angefangen, hab gefragt, ob sie aus der Salzburger Gegend kommen. Habe auch erzählt, dass wir gerade Urlaub machen. Später kam der Mann dann allein zu mir und hat von der schweren Krebserkrankung seiner Frau erzählt. Es sähe nicht gut aus für sie, bekannte er.

Ich sei ein Heiler, der sich auch mit solchen Krankheiten befasse, sagte ich, ich könnte versuchen, ihr zu helfen. Das wäre ihm aber sehr recht, war seine Antwort.

Also bin ich zu der Frau hinüber und habe sie behandelt, habe sofort gemerkt, dass sie gut, sehr gut reagiert. Das hat mich sehr gefreut, hab noch gedacht: »Die reagiert ja unglaublich!«

Ich habe dann erfahren, dass die Frau am nächsten Tag zur Untersuchung ins Krankenhaus müsse. Man wolle noch einige letzte Tests mit ihr machen, denn eigentlich sei sie austherapiert. Auch Chemotherapie sei ausgesetzt.

»Wenn Sie keine Chemo mehr bekommen, das ist gut für meine Behandlung, denn dann komme ich mit meinen Strahlen besser in den Körper rein.«

Da wir noch eine Woche dort waren, hab ich sie drei- oder viermal behandelt. Und es ist ihr wirklich gut gegangen. Schließlich bekam ich von dem Mann die Rückmeldung: »Meine Frau ist gesund.« Später hat es auch die Wirtin bestätigt.

Urlaub in Gran Canaria. Eines Morgens bin ich den Berg hinaufgegangen, um Brötchen zu kaufen. Eine Frau kam mir dort entgegen, die mir gleich aufgefallen ist, weil sie so schwer gelaufen ist.

»Sie laufen aber schlecht«, hab ich zu ihr gesagt.

»Sie haben recht«, war ihre Antwort, »aber mir kann niemand helfen, ich war deswegen schon überall.«

»Hoffentlich komme ich Ihnen nicht etwas seltsam vor, weil ich sie auf offener Straße angesprochen habe«, hab ich mich noch entschuldigt. »Lassen Sie sich etwas sagen: Wir wohnen da unten in einem Bungalow, wenn Sie dort heute Mittag hinkommen, so um zwei Uhr, dann helfe ich Ihnen. Sollte ich Ihnen nicht helfen können, können Sie ja wieder gehen. Sie haben jedenfalls kein Risiko.«

»Das haben schon viele zu mir gesagt, nein, nein, nein, ich lasse mich auf nichts mehr ein«, war ihre Reaktion.

»Was ich Ihnen jetzt sage, wird Sie veranlassen, doch zu kommen!«

»Ich kann mir nicht vorstellen, was das sein könnte«, hat sie gelacht.

»Ihr Mann ist Alkoholiker«, war meine Antwort.

Daraufhin blieb sie stehen, hat mich angeschaut und gesagt: »Um zwei bin ich bei Ihnen, pünktlich.«

Bei meiner Frau hab ich mich noch entschuldigt: »Du darfst nicht böse sein, wenn heute Nachmittag um zwei Uhr jemand zu uns kommt. Eine Frau, die so schwer gelaufen ist, dass ich ihr helfen muss.«

Um zwei Uhr ist die Frau dann gekommen und hat ihren Mann mitgebracht. Ich hab dem Mann angesehen, dass er ein gewaltiger Trinker ist. Das hab ich auch gesagt. Eine halbe Stunde habe ich mit beiden gearbeitet, höchstens. Die Frau ist bei mir hinausgegangen, konnte wieder grad laufen. Und der Mann hat von dieser Stunde an keinen Tropfen Alkohol mehr getrunken. Heute kann man beide wirklich danach fragen, sie werden es bestätigen. Die Frau hat nichts mehr gehabt, er auch nicht mehr. Für die bin ich wie der liebe Gott.

Diese Leute sind aus Bremen. Sie haben dort eine Fabrik aufgezogen und wirklich mehr als 120 Leute beschäftigt. In der Zwischenzeit hat der Sohn das Geschäft übernommen. Das war ja alles gefährdet durch den Alkohol.

Wenn ich oben in Bremen bin, kommen die immer zu mir. Und die Mutter drückt mich an sich. Wenn sie da sind, reinige ich ihre Körper, dann sind sie befreit. Die Frau ruft sogar an, wenn etwas im Geschäft nicht läuft.

Als ich die Frau zum ersten Mal traf, hat die Kraft in mir gekocht, ich hab helfen müssen, sonst wäre ich explodiert.

In diesem Jahr hab ich erstmals länger Urlaub gemacht, vier Wochen lang. Diese Erholung brauchte ich wirklich, hab Probleme mit den Nieren gehabt. Und ich hab gekämpft mit mir. Dennoch hab ich Schwerkranke, die mich angerufen haben, per Telefon behandelt. Eine schwer krebskranke Frau konnte ich einfach nicht hängen lassen. Das hat auch ganz gut gewirkt.

»Bis Sie zurückkommen, lebe ich nicht mehr«, hat sie zu mir gesagt.

Am Montagabend, als ich zurück war, bin ich zu ihr hinübergefahren, in die Nähe von Karlsruhe. Sie war vom Krankenhaus extra nach Hause gekommen, obwohl man sie nicht heimlassen wollte. Zum Sterben wolle sie heim, hat sie dort gesagt. Sie leidet an Dickdarmkrebs, und man wollte ihr einen anderen Ausgang legen. Doch das hat sie nicht zugelassen, lieber sterbe sie.

Ich bin auf ihre kranken Stellen draufgegangen, habe die vielen Fisteln bekämpft, denn die steckten tief drin, beschädigten den Darm. Kein Arzt macht mehr etwas dran. Seit ich dort war, ist es ihr besser gegangen.

Also wollte ich heute wieder hin, aber um Karlsruhe herum war ein Schneechaos, 25 Kilometer Stau. Es hatte keinen Sinn. Am Telefon hat sie geweint, als ich sagte, ich könne nicht kommen. Also hab ich sie übers Telefon behandelt. Sie könne jetzt wieder laufen, obwohl ich das verboten hatte. Sie meint, ihre Geschwulst sei kleiner geworden. »Herr Bullinger, Sie können sich nicht vorstellen, was am nächsten Tag bei mir rausgekommen ist«, hat sie mir erzählt. Ihre Schmerzen hätten auch nachgelassen. Jedenfalls habe ich sie noch mal per Telefon behandelt. Als ich dann wieder hinkam, hab ich die Hand auf den Bauch gelegt und bin wieder weggefahren, danach konnte sie immer auf die Toilette. Die Ärzte haben sich gewundert, dass sie so lange durchhält. Sie hat sich gewehrt, wollte sich nicht totsagen lassen, so lange sie noch lebt.

Seit November haben wir sie durchgebracht, bis jetzt. Vor acht Tagen ist sie gestorben. Sie ist schön eingeschlafen, hat nicht mehr leiden müssen. Nun war der Mann bei mir, war froh darüber, dass seine Frau ohne Schmerzen einschlafen konnte. Den Mann habe ich dann auch gereinigt, dass seine Frau ihn loslässt und ihn nicht mit sich zieht. Er war danach ganz entspannt. Ich habe ihm gesagt, er brauche nichts zu fürchten, es geschehe ihm nichts.

Einmal hat sich bei mir eine Frau aus einer Metzgerei in Büdingen gemeldet. Sie hatte am Freitag vor Weihnachten den Arm gebrochen, zu einer Zeit, in der sie besonders dringend gebraucht wurde. Samstags hat sie mich dann angerufen, ob sie nicht kommen könnte. Sie sei im Krankenhaus gewesen und man habe ihr einen Gips angelegt, denn es sei ein glatter Bruch. Man habe den Arm geröntgt, er sei komplett durch.

»Alles klar, kommen Sie her, ich schweiße den Arm wieder zusammen«, hab ich erklärt.

»Herr Bullinger, ich komme jetzt schon drei Jahre zu Ihnen«, sagte sie darauf, »aber einen Arm zusammenschweißen, das kann ich Ihnen jetzt nicht glauben. So etwas gibt es nicht!«

»Bitte, wir können es doch probieren. Es ist nur ein Versuch. Geht es nicht, haben wir Pech gehabt«, hab ich erwidert.

Am Samstagnachmittag war sie dann da mit ihrem Kunststoffgips.

»Alla«, hab ich gesagt; mich hingesetzt, bin auf den Arm gegangen und hab so richtig geschweißt. Richtig tief innen rein bin ich gegangen, hab die Knochen zusammenlaufen lassen. Nach einer Weile hab ich sie aufgefordert, die Finger zu bewegen.

»Ach Gott, ich kann sie ja bewegen!«

»Und jetzt wollen wir mal ziehen«, hab ich verlangt.

»Nein, nein, das tut doch sicher weh?«

»Probieren Sie es doch!«

»Tatsächlich, es tut gar nichts weh«, hat sie gesagt, »ich merke nichts mehr.

Dann können wir das Kunststoffzeug ja wegnehmen?«

»Nein, normal brauchen Sie das nicht mehr. Und am Montag gehen Sie bitte zu Ihrem Arzt, den Sie sicher gut kennen?«

»Der kauft immer bei uns ein.«

»Sagen Sie ihm, er möchte so nett sein, den Arm nochmals zu röntgen, weil Sie das Gefühl hätten, er sei nicht mehr gebrochen«, war meine Bitte.

»Wenn ich ihm das sage, hält der mich für nicht ganz normal. Er wird mir vorhalten, ich hätte doch das Röntgenbild gesehen. Aber ich kenne ihn gut genug und werde ihn darum bitten.«

»Machen wir es so! Alla, tschüss!«

Jedenfalls hat die Frau den Kunststoff beseitigt und sonntags wieder in der Metzgerei gearbeitet, weil dann wieder alles aufgefüllt werden musste.

Am Montagmorgen im Krankenhaus zum Arzt: »Hören Sie, ich weiß, Ihr Röntgenbild hat gezeigt, dass mein Arm richtig durchgebrochen war. Aber schauen Sie mal, ich kann den Arm bewegen und merke nichts mehr. Bitte ziehen Sie mal an meiner Hand!«

»Nein, das kann nicht sein!« Er hat das Röntgenbild geholt und nochmals den glatten Bruch gezeigt.

»Aber sehen Sie doch, der Arm ist wieder beweglich!«

»Na gut, dann röntgen wir noch mal, obwohl man das normal nicht tut, so schnell hintereinander.« Der Arzt röntgt den Arm noch mal und findet keinen Bruch mehr und ist sprachlos. Zur Sicherheit legt er dennoch den Kunststoffgips wieder um den Arm der Frau. Zu Hause hat sie ihn dann wieder entfernt. Und sie arbeitet wieder in der Metzgerei.

Der Arzt hat dort abends auf dem Heimweg immer fürs Nachtessen eingekauft. Gerade als er an diesem Abend ins Geschäft kam, hält die Metzgersfrau einen Schinken mit ihrem kranken Arm und hängt ihn oben in den Haken ein.

»Ach Gott im Himmel, wo haben Sie denn Ihren Schutz!«, hat er gerufen.

»Ich brauch den Schutz nicht mehr. Sie haben doch auf dem Röntgenbild selber nichts mehr von dem Bruch gesehen.«

»Ja, aber wissen Sie, das kann man ja nicht glauben.«

Der Arzt hat dann eine größere Menge an Fleischwaren eingekauft, bezahlt und ist gegangen. Seine Tasche hat er stehen lassen. Die Metzgersfrau ist ihm nachgelaufen, hat ihm die Ware mit dem »gebrochenen Arm« hingehalten und gesagt: »Herr Doktor, da haben Sie Ihre Sachen!«

»Die Adresse von diesem Mann möchte ich haben, zu dem möchte ich auch einmal gehen«, hat er noch gesagt und war irgendwie ganz abwesend.

Der Bruch war wirklich weg. Sie hat nichts mehr gemerkt, nichts mehr gehabt.

So passiert ein Ding ums andere, was man doch nicht erklären kann.

Ich muss auch sagen, es gibt bei mir kein generelles Heilverfahren, denn jeder Mensch reagiert anders. Ob jemand öfter zu mir kommen muss, hängt davon ab, wie schwer sein Leiden ist. Wenn zum Beispiel seine Gelenke stark abgenutzt sind, wie soll ich so was schnell heilen können. Ich muss dann dafür sorgen, dass wieder Gelenkflüssigkeit produziert wird und die Knorpel wachsen, was wirklich geschehen kann.

Einmal hab ich eine Frau behandelt, bei der sind verschwundene Wirbel wiedergekommen. Der Arzt hat sie dann gefragt, ob man ihr neue Wirbel eingesetzt hätte.

»Wieso?«, wollte sie wissen.

»Die Wirbel sind wieder da«, war seine Antwort.

Drei Wirbel haben der Frau gefehlt, weil der Krebs sie ihr gefressen hatte. Deshalb hatte man ihr angekündigt, sie wäre bald gelähmt, weil die Wirbelsäule dann zusammenrutscht.

Sechs Wochen später wurde sie untersucht, und die Wirbel waren wieder da, komplett. Als sie dem Arzt erklärt hat, sie ließe sich von mir behandeln, konnte der das nicht begreifen.

Wenn man einen Menschen behandelt, der noch drei Wochen zu leben hat, der dann überlebt und nichts mehr hat, gar nichts mehr hat, nicht einmal, dass er sich erkältet oder sonst was, denkt man, dass es so was nicht gibt. Derjenige, an den ich dabei denke, ist so geschützt, dass er wieder voll im Außendienst tätig sein kann. Das sind ganz seltene Fälle. Das sind dann Leute, die sehr gut reagieren.

Ein Mann kam zu mir, weil ihn die Ärzte austherapiert hatten, nachdem sie zwei Tumore in seinem Kopf diagnostiziert hatten. Man hat ihm gesagt, er habe nur noch wenige Monate zu leben. Das war 2004. Durch meine Behandlung ist es gelungen, das Wachstum der Tumore zu stoppen. Inzwischen haben sie sich verkapselt, wachsen nicht mehr weiter. Der Stand der Dinge ist so, dass es ihm schon zu gut geht, muss ich ganz ehrlich sagen. Ich mache mir Sorgen um ihn, sage, er solle noch bei der Behandlung bleiben, um ganz sicher zu gehen. Wenn die Tumore richtig verkapselt sind, dann passiert nichts mehr. Noch kommt er im Abstand von drei, vier Wochen. Das ist notwendig, damit die Verkapselung sich stabilisiert. Ich will da auf Nummer sicher gehen. Wenn ich merke, dass die Ärzte bestätigen, dass sie austrocknen, dann weiß ich, da geht nichts mehr hinein. Für die Ärzte ist das unbegreifbar. Die haben ihn nach Hause geschickt zum Sterben, gaben ihm keine Überlebenschance mehr.

Heute war ich in Landau im Paulusstift. Dort sind lauter schwer kranke Leute. Ein junger Mann zum Beispiel ist in Herxheim in den Chausseegraben gefallen. Seitdem kann er sich nicht mehr bewegen, ist ein Pflegefall, er kann kaum noch atmen. Er hat noch Glück gehabt, dass er überhaupt überlebt hat, weil ihn gleich jemand gefunden hat. Jedenfalls hat sich ein Halswirbel verschoben, der auf die Atemwege drückt. Eigenständig kann er nicht mehr atmen, deshalb hängt er an einem Beatmungsgerät, das ihm Sauerstoff zuführt. Nichts konnte er mehr bewegen, konnte nicht sprechen, nur die Augen bewegen.

Seit ich zu ihm komme, ist sein Sprechen bedeutend besser geworden, auch den Kopf bewegt er langsam. Nach dem Sturz hat sich eine Zyste gebildet, die natürlich auf die Nerven drückt. Zunächst wollte man ihn operieren, hat es aber nicht gemacht, wahrscheinlich wäre es besser gewesen.

Jedenfalls war ich zum dritten Mal bei ihm, und es wird jedes Mal besser. Er kann nun den Kopf schon von alleine drehen, was vorher nicht möglich war. Er sagt, er kann jetzt besser sprechen, es ginge ihm besser, hat auch weniger Schmerzen. Durch das lange steife Liegen habe er natürlich starke Kreuzschmerzen, hab ich ihm erklärt.

Als ich ihn zuletzt besucht habe, war zufällig auch ein Heilpraktiker da, der ihn auch behandeln wollte. Der hat mir zugeschaut und war über das erstaunt, was ich gemacht habe. Ob er denn auch noch behandeln sollte, wollte er von mir wissen.

»Selbstverständlich, es tut ihm sicher gut, Sie können ihn ruhig heilpraktisch behandeln«, hab ich gesagt.

Später käme noch eine Ärztin, hat er mir erzählt, mit der er verabredet sei, um zu beraten, was man noch tun könne.

Jedenfalls habe ich dem Mann erklärt, wie ich behandle, dass es mir darum ginge, dass sich die Zyste zersetzt, dass sich alles wieder frei spielt und locker wird. Solange der Druck auf die Nerven ist, ist es schwierig. Die Zyste habe sich schon verkleinert, deshalb fange der Patient an, sich zu bewegen. Der Nervenkanal müsse frei werden, dass die Nerven nicht mehr eingeklemmt sind.

Im Paulusstift war gerade Mittagszeit. Als ich mit der Behandlung fertig war und hinausging, standen da ein paar Pflegerinnen. Eine wollte von mir wissen, was ich denn da gemacht habe bei dem jungen Mann. Ich habe ihr erklärt, ich sei ein Geistheiler, der bestimmte Methoden hat. Das fand sie sehr interessant.

Dann hab ich zu ihr gesagt: »Aber Sie haben auch ganz schöne Probleme. Sie haben oft Kopfschmerzen, und das linke Bein ist bei Ihnen mindestens drei, vier Zentimeter kürzer. Sie hängen total schief. Weil Sie halt viel heben müssen, haben Sie Kreuzweh.«

»Ei, was hab denn ich dann«, hat eine andere gefragt.

»Sie haben ganz schöne Probleme mit Ihrer Blase, haben eine leichte Blasensenkung. Außerdem leiden Sie an Kopfschmerzen, verursacht durch Ihren Nacken. Sie haben fast keinen Hals mehr, alles ist zusammengerutscht.«

Dann hab ich weiter geredet: »Schauen Sie jetzt mal auf die Bewegung meiner Hand, dann können Sie nicht anders, als nach rechts zu gehen.« Und schon hat sie sich rechts rüberbewegt.

»Gott, was ist denn das? Sie ziehen mich einfach nach rechts!«

»Daran können Sie sehen, wie gut Sie auf mich reagieren. Deshalb können Sie ruhig mal zu mir kommen, aber Sie brauchen nicht weiter zu sagen, was Ihnen fehlt.«

»Was fehlt mir denn noch?«

»Ihr linkes Knie ist auch kaputt!«

»Wie sehen Sie denn das alles?«, fragte sie verwundert, »so was kann es doch nicht geben!«

»Wenn Sie schon da stehen, kann ich das auch sehen«, war meine Antwort.

Schließlich sind noch zwei Pfleger hinzugekommen. Zu einem hab ich gesagt: »Und Sie, Ihnen kann ich gleich sagen, Sie sind total am Ende, haben eine Entzündung im Körper. Deshalb sind Sie immer so müde.« Es sei furchtbar, er wisse nicht mehr, was er tun solle, hat er zugegeben.

»Außerdem haben Sie Kopfschmerzen, Migräne. Bei Ihnen ist im Wirbelbereich alles zusammengerutscht. Das müssen wir erst mal alles richten. Der Brustwirbel drückt Ihnen aufs Herz, also können Sie nicht richtig durchatmen.«

»Woher wissen Sie das bloß?«, er könne wirklich nicht durchatmen.

Alle die Pfleger waren natürlich perplex. Ich hätte noch lange dort bleiben können, es sind immer mehr dazu gekommen. Für die war das ein Ereignis, so was hatten sie noch nicht erlebt. Da kommt jemand und sagt ihnen ihre gesundheitlichen

Probleme, der es eigentlich nicht wissen konnte. Beim Weggehen hat der Pfleger noch zu mir gesagt, er sei jetzt klatschnass geschwitzt: »Was haben Sie mit mir angestellt? Mir ist es ganz heiß.«

»Aber heute Abend fühlen Sie sich ein bissel besser, Sie werden sehen«, hab ich mich verabschiedet. Die waren leicht geschockt, als ich weggegangen bin.

Gestern Abend ist der Michael gekommen, ein Mitarbeiter in der physiotherapeutischen Praxis meines Sohnes. Er habe einen Muskelfaserriss und möchte zum Arzt, sagte er. Es tue ihm arg weh, und er fürchte, er könne am Sonntag nicht Fußball spielen. Es war richtig angeschwollen, hinten am Bein.

»Komm erst einmal hinten zu mir rein, in mein Behandlungszimmer, dass ich dir das Ding zusammenschweiße.«

»Oh, schön wär's«, war seine Reaktion.

»Komm nur mit, ich schweiß dir das Ding zusammen, dann kannst du immer noch zum Arzt gehen.« Schließlich ging er mit, hat sich hingesetzt und dabei gestöhnt, weil es ziemlich wehtat.

»Ich verschweiße das jetzt«, hab ich angekündigt und bin unten reingefahren mit der Hand.

»Es wird ja ganz heiß!«

»So, jetzt schau mal nach unten«, dort hatte ich absichtlich ein kleines Stück der Schwellung gelassen, damit er es fühlt.

Da wäre ja noch ein bisschen, hat er gemeint.

»Das wollte ich jetzt wissen von dir, ob du das merkst. Das hab ich absichtlich noch gelassen! Und jetzt schweiße ich das auch noch zu!« Und dann war alles weg.

Jetzt merke er gar nichts mehr, auch bei Belastung nicht, staunte er. Dann hat er Kniebeugen gemacht, denn als Therapeut kennt er sich ja aus.

»Siehst du, jetzt brauchst du zu niemandem mehr zu gehen und kannst am Sonntag Fußball spielen.«

Jedenfalls war Michael überrascht, dass ich so nebenbei gesagt hab: »Komm, ich schweiß dir das zu!«

Ein Muskelfaserriss ist ein Längsriss der Muskeln. Den kann ich nur zusammenschweißen, wenn es frisch passiert ist. Nur dann! Ich gebe Energie hinein und verschweiße, dann fügen sich die Muskeln wieder zusammen, und es tut nicht mehr weh. Wenn der Riss länger zurückliegt, gibt es einen Bluterguss und dann ist es schwierig. Das war auch so eine Sache!

Eine Studentin, die Kinderärztin werden wollte, war bei mir. Und sie hatte Angst vor der theoretischen Prüfung, weil einer der Prüfer sie nicht leiden könnte. Der wolle sie durchfallen lassen, war sie überzeugt. Ich habe ihr gut zugeredet, weil ich wusste, sie konnte ihre Sache, hatte in den schriftlichen Arbeiten nur gute Noten. Sie brauche deshalb keine Angst zu haben.

»Ich weiß nicht, wenn ich hineingehe, und er steht vor mir, versage ich«, war ihre feste Meinung.

Daraufhin hab ich eine Heilhypnose mit ihr durchgeführt und ihr dies gesagt: »Sie gehen in die Prüfung hinein zu ihm und schauen ihm voll in die Augen, und dann wird die Sache schon. Den Rest werde ich erledigen.« Das möchte sie nicht, dass der Prüfer beeinflusst wird, sie möchte ihre Prüfung richtig bestehen, sagte sie darauf.

»Ich werde dafür sorgen, dass Sie ein anderer prüft! Dann kommt eben ein anderer.« Dann musste ich sie noch beruhigen, dass weiter nichts passiert. »Sie müssen ihm nur knallhart in die Augen schauen.«

Als der Prüfungstermin dann war, ist die Studentin hineingegangen, hat guten Tag gesagt und dem Prüfer voll in die Augen gesehen. Man stelle sich vor, eine bildhübsche Studentin steht vor einem, schaut einen an und zittert nicht, in so einer Situation. Da kann es einem Prüfer schon komisch werden, wenn alle sonst ihre Angst nicht verbergen können.

Als die Prüfung vorbei war, hat sie mich angerufen und erzählt, sie hätte sich genau so verhalten. Darauf habe der Prüfer vor Aufregung gesagt, er müsse eine Pause einlegen, ein Stellvertreter solle weitermachen. Diejenige, die er auf dem Kieker hatte, war nervenstärker als er, also hat er gewissermaßen aufgegeben. Die Prüfung hat sie natürlich bestanden. Sie hat nicht mehr gezittert, ihm voll in die Augen geschaut. So hat sie ihn beeinflusst, obwohl sie ihre Sache ja gekonnt hat.

An einem Sonntagmorgen kam sie zu mir und hat einen Blumenstrauß vor die Tür gestellt mit einem schönen Brief, um sich zu bedanken. Jedenfalls war das die schönste Frau, die ich je gesehen habe. Das allein schon war viel und dann noch so intelligent, die hat lauter Einser gehabt. Schließlich ist sie dann Kinderärztin geworden. »Wenn Sie mal ein Problem haben, irgendwie ein großes oder kleines, rufen Sie mich grad kurz an, ich helfe Ihnen«, hab ich noch zu ihr gesagt.

»Sporthilfe«

Ein Landauer Krankengymnast namens Trauth hat Anfang der 1990er Jahre für den 1. FC Kaiserslautern gearbeitet und dort die Spieler behandelt. Einer der damaligen Spieler[30] hatte sich verletzt, als die Mannschaft gegen Bayern München spielte. Am Fuß waren seine Bänder abgerissen, eine ziemlich schwere Verletzung. In der Vorrunde könne er keinesfalls mehr spielen, hieß es. Dr. Hess operierte den Spieler und im Anschluss brachte Herr Trauth ihn zu mir, fragte, ob ich helfen könne.

»Warum nicht, selbstverständlich kann man da was machen. Wir schweißen die Bänder zusammen und sehen zu, dass der halt wieder fit wird.«

30 Der Name des Spielers ist dem Autor bekannt, muss aber anonym bleiben.

Zwei Tage später kam der Spieler zu mir. Meine Praxis hatte ich damals noch hinter der Gastwirtschaft. Irgendwie hatten die Fans das spitz gekriegt, eine ganze Anzahl hat im Hof gewartet, bis er wieder bei mir rauskommt.

Aber zunächst hab ich den Mann auf der Liege gehabt und ihn durchgecheckt. Dabei ist mir aufgefallen, dass ein Bein kürzer ist: »Was ist mit Ihrem Bein los, das ist ja fünf Zentimeter kürzer als das andere, da stimmt ja was nicht.«

Da hätte er noch nie was von bemerkt, meinte er.

»So wie ich das sehe, haben Sie mit dem Bein kaum richtig rennen können, weil so ein Unterschied vorhanden ist. Das Problem dabei ist: Durch die Schiefstellung wird das Hüftgelenk stark abgenutzt.«

Als ich das Bein rausgeholt, die Differenz ausgeglichen habe, hat der mich vielleicht angeschaut. Das könne doch nicht sein, dass es viel kürzer war, er habe bisher nichts davon gemerkt, war sein Kommentar.

Nachdem die Beinlänge ausgeglichen war, habe ich die Bänder am Fuß zusammengeschweißt, das heißt, ich habe versucht, sie zusammenzuschweißen, ganz intensiv. Als ich ihn dann aufforderte, sich auf den Fuß zu stellen, wollte er nicht so recht, hatte kein Herz dazu. Schließlich hat er es doch gewagt. Von den Schmerzen spüre er gar nichts mehr, meinte er überrascht. Jedenfalls Bluterguss und Zerrung hatten sich aufgelöst bzw. entspannt. Anschließend hab ich ein Stück Gips aus der Manschette herausgeschnitten, damit ich an die operierte Stelle drangekommen bin. Dort bin ich dann draufgegangen und alles hat sich positiv entwickelt.

Draußen im Hof ist der Spieler probeweise in die Höhe gesprungen und hat festgestellt, dass die Bänder halten. Er ist bei mir hinausgegangen, hat keinen Schmerz mehr gespürt und keine Schwäche im Fuß gemerkt. Zu Hause habe er ein Laufband, darauf wolle er jetzt trainieren, sagte er, damit er wieder fit werde. Also hat er durchtrainiert, ohne dass der Arzt das wusste, der durfte es ja nicht wissen. Hätte er gewusst, der Spieler war bei mir, hätte er es nicht geglaubt, weil er sich ja selbst als zuständig dafür ansah. Herr Trauth hat ihn zu mir gebracht, weil er sehen wollte, ob ich ihm helfen kann.

Der Spieler hat tatsächlich noch in der Vorrunde wieder gespielt, hat sogar noch einen Gegenspieler umgetreten, also nichts gelernt aus seiner eigenen Verletzung. Aber so, wie ich gehört habe, war er leistungsmäßig wieder voll da, irgendwie befreit seit der Behandlung. Sein Fuß war wieder voll belastbar. In der Vorrunde hat er noch zwei Spiele gemacht und dann die Rückrunde gespielt, war einer der besten Spieler.

Ein andermal ist dieser Spieler gekommen, als er ein steifes Genick hatte, was der Vereinsarzt behandelt, aber nicht hinbekommen hatte. Damals war der FCK zum Freundschaftsspiel im vorderpfälzischen Kandel. Ich weiß noch, dass in Herxheim gerade Sandbahn-Rennen war, also im Mai. Ob ich ihm helfen könne, hat er gefragt, heute wäre das Freundschaftsspiel und am nächsten Tag wolle er in Urlaub fahren. Ich habe seine Nackenwirbel behandelt, hochgezogen, dass er den Kopf wieder einwandfrei nach rechts und links bewegen konnte. Wenn er zurückkäme aus dem Urlaub, wolle er bezahlen. Das ist bis heute nicht geschehen, bis heute hat er die Behandlungen nicht bezahlt. Vielleicht meint er, ein Fußballspieler brauche das nicht, weil er prominent ist, glaubt, er bekomme alles geschenkt. Bei mir gibt es in dieser Hinsicht keine Unterschiede.

Mit Stars habe ich es schon oft zu tun gehabt. Doch darum hab ich mich nie gekümmert, nichts gefragt, einfach nur behandelt. Einmal kam ein älterer Fußballspieler, der psychische Probleme hatte. In den 1960er, 1970er Jahren war er sehr bekannt und einer der besten deutschen Stürmer.[31] Dieser Mann hat

31 Auch dieser Spieler muss anonym bleiben.

viele Länderspiele und mehrere Weltmeisterschaften bestritten, gehörte zur Weltmeistermannschaft 1974. Was ich nicht begreifen kann, ist, dass so jemand später als Vertreter hat arbeiten müssen. Vier- oder fünfmal war er hier bei mir. Wenn er zu mir kam, trug er immer einen Trainingsanszug und war ziemlich unauffällig; aber ich weiß, noch heute sind Fußballfans ganz närrisch auf ihn, weil er wirklich gut war. Er hatte psychische, nervliche Probleme, und ich hab ihn nicht im Ungewissen gelassen, dass man die nicht so einfach los wird. Jedenfalls hab ich ihn heilhypnotisch behandelt, und dabei kann man die psychischen Probleme nicht verheimlichen. Ich erinnere mich auch noch, dass er sehr gut reagiert hat, war offen für meine Heilbemühungen. Mit meiner Behandlung war er anscheinend zufrieden, sonst wäre er nicht mehrmals gekommen. Ich nehme an, anschließend ging es ihm besser, weiß aber nicht, wie es letztlich mit ihm ausgegangen ist. Aber erwähnt werden wollen solche Leute nicht, die verstecken sich, haben regelrecht Angst davor, erwähnt zu werden, vor allem, dass so was in der Presse landet.

Einmal ist ein Tennisspieler gekommen, weil er in Italien ein Spiel hatte. Dann hat mich ein Freund von ihm angerufen und gesagt: »Hör zu, hier ist einer, der ist verletzt«, ob ich da nicht was machen könnte, er könne sich bald nicht mehr rühren. Er solle mich anrufen, hab ich geantwortet und ihm meine Telefonnummer gegeben. Dann hat der Tennisspieler bei mir angerufen, und ich hab ihn behandelt. Jedenfalls konnte er zum Turnier hin und hat es auch gewonnen. Wie der noch geheißen hat, kann ich nicht mehr sagen, es ist schon so lange her. Das sind aber eher so Kleinigkeiten.

Im Jahr 2004 hat mich ein Mann aus Deggendorf an der Donau angerufen, nachdem er mir zuerst einen Brief geschrieben hatte. Sein Sohn sei ein sehr talentierter Eishockey-Nachwuchsspieler bei den Adlern in Mannheim, 17 Jahre alt. Nach einer ausgeheilten Schulterverletzung springe ihm nun immer die Schulter aus der Gelenkpfanne, sagte er. Für eine Operation sei er noch zu jung, da er noch nicht ganz ausgewachsen wäre.

»Wenn er gut reagiert, können wir schon was machen«, habe ich dem Vater geantwortet.

Eine Woche später kamen sie zu mir. Bei der Behandlung bin ich dann auf die Schulter draufgegangen, hab sie richtig reingesetzt, verkapselt und verschweißt. Weil die Gefahr drohte, dass die Schulter über die Kapselkante wieder herausspringt, habe ich einen Knorpel draufgesetzt, um das zu verhindern. Das hat wunderbar geklappt. Als der junge Mann mich verließ, hat er nichts mehr gemerkt. Wie es so kommt, beim nächsten Spiel, bei dem er aktiv war, wurde er wieder gegen die Bande geschmissen, natürlich voll mit der Schulter. Aber sie ist nicht mehr rausgesprungen, aber eine Prellung war schon da. Auch die hab ich ihm wieder geheilt. Später hat er beim Training in Berlin wieder eine schwere Verletzung abbekommen und mich von dort angerufen. Auch hier konnte ich ihm helfen. Seine Schuler ist jedenfalls nie mehr aus dem Gelenk gesprungen. Operiert brauchte er nicht zu werden, das steht fest.

Auch bei den Sportschützen habe ich schon helfen können. Dorothee Bauer aus Speyer hatte sich für die Weltmeisterschaften 2002 im finnischen Lahti qualifiziert. Doch wurde sie dann nur als Ersatz eingetragen, weil sie so arge Schmerzen in der Schulter hatte und den Arm nicht mehr bewegen konnte. Also hat sie bei mir angefragt, ob ich ihr helfen könnte.

»Selbstverständlich«, hab ich gesagt, sie solle nur mal zu mir kommen: »Ich werde versuchen, dir das wegzumachen!«

Zunächst war sie bei meinem Sohn Achim in der physiotherapeutischen Praxis und dann nebenan bei mir. Ich hab sie richtig durchbehandelt, und es ist mir gelungen, ihr die Schmerzen komplett wegzunehmen. Ihre Probleme gingen von den Halswirbeln aus, einer war defekt, hat wahrscheinlich auf den Spinalkanal gedrückt und die Beweglichkeit blockiert, sodass

Dorothee Bauer die Arme nicht hochnehmen konnte. Nach der Behandlung hat sie keine Schmerzen mehr gehabt. Drei Tage später ist sie mit nach Lahti geflogen und hat voll an der WM teilgenommen, hat mitgeschossen und richtig zugeschlagen. In zwei Einzelwertungen (Luftgewehr, Sportgewehr) ist sie Weltmeisterin geworden und, so viel ich weiß, auch mit der Mannschaft, also dreifache Siegerin.

Als sie wieder zurück war, hat sie mich besucht, es war gerade mein Geburtstag, und hat mir zwei große Pflanzen geschenkt. Die haben wir dann in unseren Garten gestellt. Sie hat sich sehr gefreut, denn ohne meine Behandlung hätte sie nicht schießen können.

Gerade durch Heilhypnose kann man bei Sportschützen wirklich viel beeinflussen, weil dabei ja die Nerven eine große Rolle spielen. Wenn ich ihren Kopf durchblute, sehen sie besser und sind ruhiger. Der Pulsschlag geht zurück, und dann ist man am Gewehr viel ruhiger, trifft besser.

Mir selber helfen

Teilweise kann ich mich auch selbst heilen. Meine Kopfschmerzen werde ich aber nicht los. Ich habe mir mal den Kopf angestoßen und hatte dann eine Gehirnerschütterung, hab mich aber nicht hingelegt. Seitdem habe ich Probleme, wenn sich das Wetter ändert, dann krieg ich Migräne. Dann hilft mir nur eine Schmerztablette.

Einmal war ich deswegen bei einem Heilpraktiker, der hat mir eine Mixtur verschrieben, die extra zusammengemischt wurde. Die hat mir eine Zeit lang geholfen. Aber die Migräne ist wiedergekommen. Sie ist also bei mir nicht heilbar.

Jedenfalls mein eigenes Kopfweh kann ich mir nicht wegmachen. Bei anderen Problemen habe ich mir schon selbst geholfen, wenn ich Schmerzen in der Schulter, am Bein oder im Knie hatte, dann hab ich mir die Hände aufgelegt. Auch Bauch- und Magenschmerzen habe ich mir auf diese Weise beseitigt. Das geht schon.

Ich behandle mich genau wie meine Patienten, lege die Hand drauf, dann wird's heiß. Und ich merke, wenn ich zum Beispiel mein Knie behandle, wie es heiß wird und es mir besser geht.

Einer von uns

Wenn ich in einem bestimmten Zusammenhang plötzlich die Formulierung gebrauche »Das ist einer oder eine von uns«, dann geschieht das spontan. Wie ich dazu komme, kann ich nicht sagen. Aber es ist mir schon einige Male passiert. Es geht aber dann immer um Leute mit Fähigkeiten, die im früheren Leben bestimmte Fähigkeiten hatten. Andererseits sprechen solche Leute in gleicher Weise auch von mir. Ich denke, alle gehören einem geschlossenen Kreis an. Sie tauchen an bestimmten Orten manchmal auf, werden gesehen, und dann nie mehr.

Eine Bekannte aus Germersheim hat mit ihrem Mann da unten im Bayerischen Wald dessen Bruder besucht. Abends sind alle drei zusammen in eine Gaststätte zum Essen gegangen. Als sie dort eingetreten sind, stand eine Tür zu einem Raum offen, sodass man eine alte Frau darin sitzen sehen konnte. Diese alte Frau hat meine Bekannte mit dem Vornamen angesprochen: »Maria, komm doch mal her, ich möchte mit dir sprechen.«

Die beiden Männer sind weiter ins Restaurant eingetreten. Von acht bis um zwölf Uhr hat sich die alte Frau mit meiner Bekannten unterhalten, ihr einige Sachen erklärt. Sie kenne auch jemand, der Geistheilung macht, den Theo Bullinger, hat die Frau aus Germersheim gesagt.

Daraufhin die alte Frau: »Ja, das ist einer von uns!«

Jedenfalls, um etwa zwölf Uhr kommen die beiden Männer aus dem Restaurant und Maria schließt sich ihnen wieder an, sagt: »Und, hat's geschmeckt, leider hab ich heute Abend nichts bekommen.«

»Wieso denn das?«

»Habt ihr denn nicht gemerkt, dass ich nicht bei euch war die ganze Zeit? Ich hab da drin bei dieser alten Frau gesessen.«

»Was für eine alte Frau?«

»Kommt mal her«, sagt sie, aber es war keine alte Frau mehr da.

Sie haben den Wirt geholt und gefragt, aber der hat auch gemeint, es sei keine alte Frau oder sonst wer hier gewesen.

Als ich dann einmal in Germersheim war, um diese Bekannte zu behandeln, erzählt sie mir von ihrer Begegnung im Bayrischen Wald. Darauf hab ich gesagt: »Ja, das war eine von uns.«

»Du hast jetzt das Gleiche gesagt wie die alte Frau im Bayerischen Wald«, hat sie geantwortet, »wieso?«

»Das kann ich dir nicht erklären, aber es ist eine von uns! Aus, fertig! Unerklärbar! Normal gibt's das nicht, wollen wir mal ehrlich sein!«

Ein anderes Beispiel ereignete sich in Innsbruck. Wir waren in der Nähe, in Hinterduchs zum Skiurlaub. Eine junge Frau, die Tochter vom Hinterduchser Hof, war in der Stadt auf dem Trödelmarkt. Plötzlich klopft ihr eine alte Zigeunerin auf die Schulter und schenkt ihr eine Kette. Überrascht bedankt sich die junge Frau, will fragen, was sie kostet. Doch die Zigeunerin sagt, »nichts« und ist im nächsten Moment verschwunden. Abends als wir im Hotel zusammensaßen, erzählt die Wirtstochter davon.

»Das war eine alte Zigeunerin«, hab ich darauf gesagt.

»Ja, das stimmt«, antwortete sie.

»Sie hat Ihnen ein Kettel (eine kleine Kette) geschenkt.«

»Woher wissen Sie das mit der Kette?«, hat sie gefragt.

»Weil das eine von uns war!«

Dieses Mädel, das in Innsbruck studierte, war natürlich geschockt.

»Sie haben etwas geschenkt bekommen und es angenommen, das ist wichtig«, hab ich hinzugefügt, »es wird Sie schützen.«

Tatsächlich hatte sie einen schweren Autounfall und würde, hätte sie die Kette nicht getragen, nicht mehr leben. Ich wusste genau, wie die alte Frau ausgesehen hat. Bis heute kann die junge Frau das nicht begreifen, ich im Übrigen auch nicht. Ich weiß auch nicht, wieso das mit der alten Frau in Verbindung steht.

Nach ihrem Unfall hat die junge Frau gehofft, dass ich mal wieder dorthin käme, und sagte auch zu ihrem Bruder: »Wenn nur der Herr Bullinger mal wieder käme!« Während sie das sagte, schaute sie sich um und sieht mich da stehen. Vor Staunen bekam sie den Mund nicht zu, stürzte zu mir und drückte mich.

»Ach Gott, Sie kommen ja wie gewünscht!«

»Das hat seinen Sinn, sonst wäre ich ja nicht da!«

»Wieso wissen Sie wieder, dass etwas mit mir war?«

»Wenn ich Sie so betrachte, kann ich viel sehen!«

Ich hab sie dann behandelt, und alles war wieder in Ordnung mit ihr. Aber hätte sie den Schutz (durch die Kette) nicht gehabt, würde sie nicht mehr leben. Sie selbst hat auch begriffen, dass sie beschützt ist. Jedenfalls ist das Mädel völlig auf mich abgefahren. Aber egal, was ihr bisher fehlte, ich konnte ihr helfen. Auch ihrem Vater, einem Mann mit Alkoholproblemen, konnte ich helfen. Schließlich hab ich auch noch die Mutter behandelt, hab auch ihre Beschwerden in den Griff gekriegt. Diese Leute sind ganz zufrieden mit mir. Wenn ich da wieder herunterkomme, bin ich für die wie der liebe Gott.

Als einer aus dem geschlossenen Kreis fühle ich mich beschützt. Durch meine Kraft gehöre ich dazu, und sie beschützt mich auch. Es gibt Beispiele dafür. Einmal bin ich mit dem Motorrad gestürzt, die Maschine war kaputt, und mir ist nichts passiert. Ich bin auch schon hingefallen oder fehlgetreten, ohne mir wehzutun, während andere sich Hände und Füße brechen. Als ich eines Morgens auf der Autobahn sehr schnell unterwegs war, kam mir die Eingebung anzuhalten, um in der Raststätte eine Tasse Kaffee zu trinken. Warum gerade dort, weiß ich nicht, eigentlich hätte ich auch damit noch warten können. Aber die beiden Fahrzeuge, die hinter mir waren, sind wenige Minuten später in einen Lastzug gerast, der plötzlich auf ihre Fahrbahn ausgeschert ist.

Besessene befreien

Was Voodoo[32] ist, habe ich nicht gewusst, bevor jene Leute zu mir kamen. Es waren sechs oder sieben Kerle, Schwarze, die hatten einen Jungen dabei. Einer davon war der Vater. Man wolle seinen Sohn durch Voodoo umbringen, hieß es. Seine Gegner könnten von jenseits des Meeres, vielleicht von der Karibik aus, den Jungen durch Nadeln ins Herz töten oder auch ersticken, ihm den Hals zudrücken, zuschnüren. So etwas sei schon oft vorgekommen, sagten sie. Es müsse etwas mit der Verwandtschaft, mit einem Cousin zu tun gehabt haben, die konnten den Jungen wohl nicht leiden oder so. Der Vater war ganz fertig, hat Angst gehabt um seinen Sohn.

32 Voodoo ist eine ursprünglich aus Westafrika stammende Religion, die sich mit den Sklaven nach Nord- und Südamerika verpflanzt hat. Sie wird fälschlicherweise prinzipiell als eine Art schwarzer Magie angesehen, was durch ihre geheimnisvollen Rituale wie Totenkult, Wiederbelebung Verstorbener und Gerüchte über die Tötung von Kindern geschürt wird.

Dem Vater habe ich sagen lassen, ich würde versuchen, seinen Sohn zu beschützen. Habe auch gesagt: »Wenn die Gegner merken, dass ich stärker bin, lassen sie ihn in Ruhe. Wenn nicht, haben wir keine Chance, versprechen kann ich nichts.«

Zuerst habe ich den Körper des Jungen gereinigt und dabei bemerkt, dass er sehr stark belastet war, dass sehr viel an ihm hing. Dann habe ich als Schutz eine Hülle um ihn gelegt, hab ihn zugemacht. Dadurch konnten keine feindlichen Kräfte mehr an ihn ran. Im Gegenteil, diese Kräfte haben auf ihre Verursacher zurückgewirkt. Jedenfalls hat es sich herausgestellt, dass der Junge von den Bedrohungen befreit worden ist. Also war unsere Kraft ein bissel stärker als die der anderen. Danach hab ich von diesen Leuten nichts mehr gehört.

Der Fluch der Pharaonen[33] führt dazu, dass Leute krank, dass sie besessen werden. Ursache ist Gräberraub, wenn zum Beispiel jemand beim Besuch von ägyptischen Gräbern Gegenstände mitgehen lässt. Es ist dann, als ob die Diebe von den Pharaonen körperlich besessen sind. Wenn ich versuche, solche Leute davon zu befreien, dann steht Kraft gegen Kraft. Ich bin in Gefahr, selbst zerstört zu werden, wenn meine Kraft nicht stärker ist.

Bei einem Fall, mit dem ich zu tun hatte, war jemand aus München in einem ägyptischen Grab und hat dort etwas mitgehen lassen. Diesen Gegenstand hat er dann weiter verschenkt. Es ging nun darum, das Gestohlene wieder zurückzubringen, weil ihm sonst von dem Pharao, von dem er besessen war, der in ihm saß, die Gedanken genommen werden können. Das heißt, er drohte verrückt zu werden. In diesem Beispiel zeigte sich die

33 Der sogenannte Fluch der Pharaonen vernichtete viele Eindringlinge in ägyptische Königsgräber auf rätselhafte Weise. Man mutmaßte Gifte, Strahlungen chemischer Elemente oder bioenergetische Kräfte als Ursache. Eine Antwort darauf gibt Philipp Vandenberg in seinem Buch *Der Fluch der Pharaonen*, 1976. Die Patienten, von denen Theo Bullinger erzählt, leiden offensichtlich unter einer Art Pharaonen-Besessenheit. Das Phänomen des Zungenredens heißt in der Parapsychologie Xenoglossie. Vgl. dazu: Bonin, 1986, S. 187.

Besessenheit dadurch, dass der Schuldige und in ihm der Pharao in altägyptischer Sprache redete. Ich musste in der gleichen Sprache antworten. Dabei kann es heftig zugehen. Aber zunächst hab ich ihn versteinert. Vier Wochen später kam der Betroffene aus München nochmals zu mir. Erneut habe ich in altägyptischer Sprache mit ihm geredet, bis sich der Pharao in ihm entschuldigt und zurückgezogen hat. Der Pharao hat sich ergeben. Und der Mann war dann gesund.

Dasselbe Problem hatte ich auch mit einem Lehrer, der mit Schülern in Ägypten war. Ihn hab ich aufgefordert, er solle seinen Raub zurückbringen, dann sei er befreit. Aber er wollte von mir nicht behandelt werden. Doch es ging ihm nicht gut, seine psychischen Probleme nahmen zu. Schließlich hat er völlig durchgedreht, hat sich das Leben genommen, sich erschossen. Viele Leute, die die Gräber besuchen, werden hinterher krank, sind besessen, drehen durch, haben Schlangen im Körper. In einem Fall habe ich selbst die Schlangen weggenommen, eine klitschige Angelegenheit. Das muss man erstmal erlebt haben.

Manchmal gerät eine Person auch in eine Sekte. Und die will sie dann nicht mehr loslassen. Versuche ich so jemanden zu befreien, dann wenden sich alle gegen mich. Aber sie merken bald, dass sie gegen mich keine Chance haben und geben denjenigen frei. Wer nicht befreit wird, droht zerstört zu werden, eine gefährliche Sache.

Über die Heilung von Menschen hinaus

Vergangenen Samstag hab ich während der Behandlung eines Patienten, spontan aus mir heraus, zu ihm gesagt: »Sie haben ein Pferd, das Probleme an den Hufen hat.«

Völlig überrascht hat er mich angesehen und gefragt: »Woher wissen Sie denn, dass ich ein Pferd habe?«

»Ich weiß es eben!«

»Ja, es stimmt, dass ich ein Pferd habe!«

»Das Pferd hat auf der rechten Seite unten am Huf einen Riss, vorne rechts«, bin ich fortgefahren.

»Herr Bullinger, jetzt wird der Hund in der Pfanne verrückt. Sie können doch nicht wissen, dass mein Pferd diesen Riss am Huf hat!«

»Ich hab gespürt, dass das Pferd wollte, dass ich ihm helfe, deswegen komme ich darauf. Das bin ich ihm nun schuldig, deshalb versuche ich zu helfen. Ich weiß auch, dass die Ärzte den Riss nicht heilen können. Jedes Mal, wenn das Pferd wieder auftritt, reißt er wieder auf.«

Der Mann hat fast angefangen zu weinen, weil er so sehr an seinem Tier hing. Die Behandlung des Tierarztes habe nichts gebracht, hat er gesagt.

»Ich werde den Riss verschweißen, dann werden Sie sehen, er fängt von oben an abzuheilen«, hab ich ihm erklärt. Es sei mir auch wichtig, eine Rückmeldung zu bekommen, ob der Riss auch wirklich zuheilt. Nun bin ich gespannt, von ihm zu hören.

Eine andere Geschichte von Pferden. Aus einem Ort in der Nähe von Stuttgart, dessen Name ich vergessen habe, war eine Frau bei mir zur Behandlung. Der Sohn dieser Frau hatte einen schweren Autounfall und als Folge davon Hirnschäden. Sie hätten alles versucht, auch mit einer Heilerin aus Österreich, hat die Frau erzählt, aber ohne großen Erfolg. Aber jetzt im Moment hätten sie das Problem, dass eines ihrer Pferde, das von ihrem Sohn zur Reittherapie genutzt werde, durchdrehe und niemand mehr aufsitzen lasse.

»Wie heißt denn dieses Pferd?«, hab ich darauf gefragt.

»Ja, wieso wollen Sie das wissen?«

»Sagen Sie mir ganz einfach den Namen des Pferdes! Ich werde das Tier dazu bringen, dass es wieder jeden aufsitzen lässt. Sie werden sehen, es ist dann ein ganz anderes Pferd.«

»Herr Bullinger«, hat sie geantwortet, »ich glaube Ihnen ja viel, aber wenn Sie mir jetzt sagen, wenn ich heimkomme, kann jeder auf dem Pferd reiten, das kann es einfach nicht geben!«

Als die Frau dann heimgekommen ist, war es wirklich so. Seitdem lässt das Tier wieder jeden aufsitzen. Sie hat dann nicht erwarten können, wieder zu mir zu kommen: »Herr Bullinger, es ist kaum zu glauben, aber wahr, was Sie gemacht haben! Und wir haben auch noch Fremdpferde auf unserem Hof, die müssen Sie auch behandeln«, was ich auch getan habe. Alle diese Pferde hab ich nie persönlich gesehen.

»Wenn ich Sie jetzt besuchen würde, käme einfach so in ihren Hof und die Pferde wären nicht angebunden, alle kämen zu mir hergelaufen«, hab ich ihr dann noch gesagt.

Mit den Tieren ist das so eine Sache. Aber die Leute erzählen mir während ihrer Behandlung immer wieder von zu Hause. Ein Bauer aus Bremen, der hier unten bei mir zur Behandlung war, hat sich Sorgen gemacht, weil er wusste, dass eine seiner Kühe zu Hause am Kalben war, aber nicht mehr auf die Beine kam. »Wir müssen sie notschlachten, wenn sie nicht mehr hochkommt«, war seine Befürchtung.

»Moment einmal«, hab ich darauf gesagt, hab mich konzentriert, bin draufgegangen, »die Kuh hat einen Bandscheibenvorfall, oben am Rücken ist so eine Vorwölbung, deshalb hat sie Schmerzen und kommt nicht hoch.« Dann hab ich angefangen zu schieben, und sie ist aufgestanden:

»Jetzt steht sie«, hab ich gerufen.

»Herr Bullinger, was sagen Sie da?«

»Rufen Sie Ihren Sohn an, er soll in den Stall gehen und nachschauen, ob die Kuh steht!«

Also hat der seinen Sohn angerufen und gefragt. Er wäre grad hinten aus dem Stall gekommen, und die Kuh liege noch, habe er gesagt.

Per Handy hat er den Sohn dann aufgefordert, er solle noch mal nach hinten und gucken, ob sie nicht doch stehe. Das könne doch nicht zu viel verlangt sein, hab ich gemeint.

Dann kam die Antwort, dass die Kuh tatsächlich auf den Beinen sei. Der Mann hat sein Handy ausgemacht und gesagt: »So was kann's nicht geben!«

»Wenn ich so was zu Ihnen sage, können Sie mir das ruhig glauben!«

Frau Kern aus Rohrbach hat mich eines Tages angerufen: »Herr Bullinger, unser Hund hat etwas gefressen, was nicht mehr aus ihm rauskommt. Er muss ziemliche Schmerzen haben, weil der Stuhl nicht mehr aus ihm rauskommt.« Das ginge schon ein paar Tage so. Es sehe aus, als ob er eingehe.

Als ich hinkam, ist der Hund dann zu mir hergelaufen und hat sich hingelegt. Ich bin dann mit den Händen an seinem Körper entlang gefahren, hab richtig draufgestrahlt, das Tier ist richtig mitgegangen. Zur Familie Kern hab ich gesagt: »In einer Stunde ist alles vorüber, ist er wieder gesund.«

Das Ehepaar Kern hat mir dann erzählt, dass der Hund wohl Alufolie gefressen hatte, in der noch Fleischsaft vom Rollbraten drin war. Die Folie wäre im Mülleimer gewesen, und der Hund habe sie nachts, als er frei im Hof lief, herausgeholt und verschlungen.

Nach gut einer Stunde, als ich wieder zu Hause war, haben mich die Kerns angerufen und gesagt, der Hund habe sich ordentlich entleert und es gehe ihm wieder gut.

In Herxheim gibt es einen Spezialisten für orthopädische Schuhe, die Firma Schuh-Trauth. Dort war ich, um mir einen Strumpf anpassen zu lassen, als Trauth zu mir sagte, er habe gehört, ich würde Wolken wegmachen.

»Das ist doch ganz einfach«, habe ich geantwortet, »wir gehen raus an die Treppe und du kannst mir sagen, welche ich auflösen soll.«

Trauth hat dann auf eine gezeigt und gesagt: »Ei, die!«

Daraufhin hab ich mich konzentriert und draufgeschaut, bis sie immer weniger geworden ist. Auf einmal war sie weg.

Trauth hat dann seine Frau gerufen: »Komm mal raus und schau, der macht da oben die Wolken weg!«

Als sie herauskam, hat sie zuerst gelacht. Als sie aber sah, dass sie wirklich verschwinden, wurde sie ein bissel blass. Damals hab ich noch nicht gewusst, dass ich Wolken auch zurückholen kann.[34]

Die Werrer-Alm liegt im österreichischen Wintersportgebiet Großarl. Zusammen mit einer Gruppe war ich dort zum Skifahren. Mittags saßen wir im Alm-Restaurant zum Essen. Über uns schwebte eine große Quellwolke, die die Sonneneinstrahlung verhinderte, sodass es richtig kalt wurde. Ganz spontan habe ich zu meinen Kameraden gesagt: »Wenn ihr mir das Essen bezahlt, mach ich euch die Wolke weg, damit ihr nicht mehr friert.«

»Jetzt fängt er ganz an zu spinnen«, war die erste Reaktion.

Aber dann hieß es: »Alla hopp, ja, wir zahlen dir das Essen. Wenn du die Wolke wegmachst.«

Die haben dann einen solchen Wirbel gemacht, dass all die vielen Leute, die da saßen, es mitgekriegt haben. Und plötzlich haben alle nach oben geschaut. Ich hab mich dann konzentriert, und alle haben zugesehen, wie die Wolke immer weniger wurde, nur noch Nebel war und dann ganz weg. Stahlblauer Himmel und keine Wolke mehr da. Manche Zuschauer sind deshalb

34 Wolken verschwinden oder wiederkehren zu lassen, dürfte für uns etwas höchst Rätselhaftes und Unwahrscheinliches sein. Tatsächlich gibt es solche Fähigkeiten auch bei anderen Völkern. Als der berühmte Western-Regisseur John Ford 1938 in Monument Valley im Südwesten der USA mit John Wayne drehte, brauchte er das »richtige« Wetter. Also engagierte man den Navajo-Medizinmann Hosteen Tso. Er war in der Lage, Wolken kommen und gehen zu lassen, wie verschiedene Augenzeugen, sowohl Weiße als auch Ureinwohner, bestätigen. Vgl. Moon, 1992, S. 149, 156. Ein anderes Beispiel für Wetterbeeinflussung findet sich in Boyd, 1981, S. 83–94. Beispiele aus Lappland und Australien in Bonin, 1986, S. 88, 138.

richtig erschrocken, hatten ein bissel Angst, als sie sahen, dass das klappt.

Danach hab ich mich erstmal gesetzt, weitergegessen, mein Essen war fast kalt geworden. Als ich damit fertig war, hab ich meine Kameraden weiter herausgefordert, hab gesagt: »Wenn ihr mir auch die Übernachtung zahlt, hol ich die Wolke wieder zurück.«

Wieder hieß es, ich würde nun völlig spinnen. Aber alle starrten nach oben, fragten, was macht der denn jetzt.

»Ei, er holt die Wolke wieder zurück.«

Die Leute dachten sicher, ich sei betrunken oder sonst was. Aber schließlich war die Wolke wieder komplett zurück. Man kann sich nicht vorstellen, wie anstrengend das war für mich. Ich hab mich stark konzentrieren müssen, um das Ding wieder herbeizuziehen. Man hat gesehen, wie Nebel gekommen ist und die Wolke wieder da war, genau wie vorher. Als ich wieder um mich sehen konnte, war kein Mensch mehr dagesessen. Alle sind abgehauen.

»Was ist denn jetzt los, es sind ja keine Leute mehr da«, hab ich zu meinen Kollegen gesagt.

»Die sind alle fort«, war ihre Antwort.

Und schon hat einer verlangt: »Wenn du das kannst, kannst du mir auch den Geldbeutel füllen.«

Das hat mich wütend gemacht: »Weißt du, was du jetzt für mich bist, richtig primitiv. Wie kannst denn du jetzt mit deinem Geldbeutel kommen, wenn du das gerade gesehen hast. Die Konzentration darauf hat mich völlig fertig gemacht, und du kommst, ich soll dir den Geldbeutel füllen. Eigentlich hättest du Prügel verdient. Wer so redet wie du, hat keinen Charakter.«

Einer der Kameraden, Ernst Dietrich, hat mir Beistand geleistet, hat gemeint, er findet das auch unverschämt. Hat ihnen ins Gewissen geredet, sie sollten doch sehen, was ich gerade geleistet hätte. Na, jedenfalls, waren die anderen dann beleidigt.

Frau Kern aus Rohrbach und ihr Mann haben sich oft von mir behandeln lassen. Sie hatte immer solche Kopfschmerzen und er häufig Probleme mit Rheuma, weil er wegen seines Berufes viel mit kaltem und warmem Wasser hantieren musste. Einmal haben sie mich samstags zum Rollbraten eingeladen. Auf der Terrasse haben wir zusammengesessen. Während wir etwas getrunken haben, habe ich gesagt: »Weshalb machen Sie denn kein Licht? Es wird ja schon dunkel, und man sieht nichts mehr.«

»Das geht leider nicht, denn die Laterne da funktioniert nicht. Beim Installieren ist man wohl mit der Raupe über das Kabel gefahren. Wir hatten schon ein paar Elektriker da, sieben an der Zahl, aber die bringen das nicht hin«, hat Frau Kern gesagt. »Glauben Sie mir, schon zig Leute haben wir hier gehabt, aber die Lampe brennt einfach nicht.«

»Gehen Sie hin und schalten Sie die Lampe ein, dann brennt sie«, war meine Reaktion. »Ich verwette mein Auto vor der Haustür, dass sie brennt«, und dabei hab ich den Autoschlüssel auf den Tisch gelegt.

Ein bisschen leichtsinnig war das schon, denn ich hatte nicht einmal geschaut, ob überhaupt eine Birne in der Laterne war. Das hätte ja sein können.

Herr Kern hat abgewehrt, nein, er schalte die Lampe nicht ein, denn sie brenne einfach nicht.

Dann kam Frau Kern mit dem Rollbraten und hat gefragt, weshalb wir denn streiten. »Was will er denn wieder, der meine?«

»Es ist nicht so einfach, ich hab Ihren Mann aufgefordert, er soll die Laterne einschalten, aber er lehnt ab, weil sie angeblich nicht brennt.«

»Herr Bullinger, die brennt wirklich nicht«, hat sie geantwortet und die gleichen Dinge erzählt wie ihr Mann.

»Frau Kern, wenn sie nicht brennt, gehört mein Auto Ihnen, dann gehe ich wirklich zu Fuß nach Hause. Wenn sie aber brennt, behalte ich es!«

»Ich bin mir so sicher«, hab ich gesagt, »dass die Laterne brennt, sonst würde ich ja nicht das Auto dagegensetzen.«

Schließlich ging Frau Kern hinüber und drückte den Schalter, und die Lampe hat tatsächlich gebrannt. Sie ist seitdem nicht mehr defekt gewesen.

Ich selbst habe die Laterne nicht berührt, hab nur am Tisch gesessen und auf den Rollbraten gewartet, konnte also nichts tricksen.

Das Ehepaar Kern jedenfalls war völlig platt.

»Herr Bullinger, jetzt haben wir so viele Elektriker hier gehabt und keiner hat's hingekriegt«, hat er sich gewundert.

»Die Lampe ist ein toter Gegenstand, wie soll ich daran etwas verändert haben«, hab ich darauf geantwortet.

Als ich drüben im Wasgau-Zentrum als Hausmeister gearbeitet habe, gab es auf dem Parkplatz auch eine große Laterne, die nicht gebrannt hat. Ich hab mich vor sie gestellt und gesagt: »Jetzt gehst du an!« Und da ist sie wirklich angegangen. Damals war ich auch ein bissel verwundert, denn ich hatte noch nicht mit Magnetismus gearbeitet.

Nach zwanzig Jahren

Man ist ja inzwischen alt genug geworden. Denn so wie es bis jetzt bei mir läuft, hat sich immer mehr getan. Meine Heilfähigkeit hat sich insgesamt weiterentwickelt. Immer freier bin ich geworden, bin bei den Leuten mit meiner Energie immer besser in den Körper hineingekommen. Früher kam es vor, dass ich Leute hatte, denen ich auf diese Weise nicht beigekommen bin. Das wird immer seltener. Das heißt, ich komme mit meiner Energie fast in jeden Menschen. Auch bei Menschen, von denen man sagt, bei denen schafft das niemand. Selbst die kann ich jetzt schon langsam öffnen. Wenn ich merke, sie sind innerlich besetzt, gesperrt, kann man zunächst nichts machen. Oft dauert es ein bisschen, bis sich jemand öffnet. Das merk ich dann, wie der Körper offen wird, merke, wie die Strahlen eindringen. Vorher war sie abgeprallt, die magnetische Kraft. Als Nächstes nehme ich nur die Beine in die Hand, und jeder kann sehen, wie die Beine aus dem Körper herausrutschen. Die Leute werden dann sofort warm. Sobald jemand warm wird, öffnet sich der Körper, das heißt, da fließt die Energie hinein. Ich muss auch immer wieder sagen, heute kann ich an Beschwerden arbeiten, von denen ich früher dachte, dazu hätte ich keinen Zugang, zum Beispiel Neurodermitis oder Tinnitus.

Mit den Jahren kommt auch Erfahrung, weil man die Menschen besser einschätzen lernt. Auch das hilft, besser Zugang zu einem Körper zu schaffen. Die Leute haben mir immer wieder erzählt, wo es ihnen wehtut. Inzwischen weiß ich schnell, wo die Probleme sitzen, dass sie von da oder da kommen, wo ihre Ursache ist. Wenn ich sie dann behandle, wundern sie sich oft, dass ich oben im Nacken arbeite und unten im Bein der Schmerz verschwindet.

Es ist schon verwunderlich, was ich auf diese Weise feststellen kann. Ein Patient kommt herein, ich lege die Hände auf und kann sagen, wo etwas sitzt, wo etwas Probleme macht. Doch jeder kommt mit etwas anderem, jeder reagiert auch anders. Sie kommen erstmal zur Tür herein, wissen nicht so recht, was da passiert. Aber wir machen nichts, wovon sie vielleicht krank werden können. Wir beschützen sie nur, dass ihnen nichts passiert, öffnen ihren Körper für unsere Strahlen. Ohne das funktioniert nichts. Das Prinzip heißt: Zuerst den Körper öffnen. Ich bin mir schon sicher, dass mit dem Öffnen des Körpers Selbstheilungskräfte aktiviert werden. Das heißt, etwas aktivieren, was vorher eingesperrt, gebremst war.

Die häufigsten Probleme, die die Leute heutzutage haben, sind psychischer Natur. Danach kommen Krebsleiden und Probleme mit den Knochen, also mit dem Bewegungsapparat. Womit fast jeder zu tun hat, das sind Probleme mit den Knochen.

Bei mir war einmal ein Spezialist fürs Einrenken, ein Mann türkischer Herkunft. Der wollte von mir eingerenkt werden, ich solle ihm das zeigen. Das übliche Einrenken ist mir sowieso verboten, aber ich kann zeigen, wie wir solche Leiden behandeln. Er hat dann überhaupt nichts gemerkt, denn es läuft alles über Energie. Seine Wirbel sind einfach wieder eingerutscht. Das hat ihn fasziniert. Auf meine Art wird kein Schaden angerichtet.

Vor einiger Zeit kam ein Ehepaar zu mir, die Frau hat ihren Mann gebracht. Die stammen aus der Gegend von Offenbach, haben dort und anderswo einen Haufen Fabriken. Der Mann musste immer viel arbeiten. Seine Frau hat ihn hergebracht, weil er zusammengeklappt ist. Dann war er bei mir, und ich hab gefragt, was der behandelnde Professor gesagt habe. Er habe eine Herzklappe, die nicht schließe, und er solle sich im Laufe des Jahres operieren lassen, sagte der Mann.

»Moment«, habe ich gesagt, »da schließen zwei Herzklappen nicht, nicht bloß eine. Es ist unmöglich, das kann man nicht so lassen. Nehmen Sie jetzt Ihren Mann, fahren sofort nach Frankfurt in die Klinik zu dem Professor, den Sie doch kennen«, habe ich sie aufgefordert. »Fahren Sie nicht mehr heim, holen Sie auch keine Kleider mehr von zu Hause. Sie werden sehen, man operiert ihn dort sofort.«

Er habe keine Zeit, er müsse wieder heim, war die Antwort. Die Frau hat dann auf mich gehört und alles genauso gemacht. Man hat den Mann nicht mehr nach Hause gelassen und ihn wirklich sofort operiert. Tatsächlich waren zwei Herzklappen defekt, der Mann hätte tot umfallen können. Der Operierende konnte nicht begreifen, dass sein Kollege das übersehen hat. »Sie wissen nicht, was Sie für ein Glück hatten«, habe er gesagt.

Vor Kurzem kam jemand zu mir mit Speiseröhren-Krebs. Die Chemotherapie helfe nicht mehr, er sei austherapiert, sagte er mir. Ich habe ihn dann behandelt, und er konnte wieder schlucken, konnte essen. Er hat dann schnell wieder zugenommen, war vorher abgemagert. Dann ist er wieder ins Krankenhaus, wo er vorher war. Sofort hat man ihn wieder mit Chemo behandelt. Und alles hat sich wieder verschlechtert. Dann kam er erneut zu mir. Ich habe ihn gefragt, ob er dem Arzt im Krankenhaus gesagt habe, dass er bei mir war. Nein, das habe er nicht. Ich bin darauf ärgerlich geworden, habe ihm gesagt, dass der Arzt ja nun annehmen musste, Chemo hätte ihm geholfen, also habe er ihn weiter so behandelt. Woher sollte er es denn anders wissen. Ich habe den Mann dann wieder behandelt, was ihm erneut Besserung verschaffte. Kurz danach hat dieser Mann dann im Krankenhaus gesagt, er lasse sich nicht mehr mit Chemo therapieren.

Entweder ist man Heiler oder Arzt. Da gibt es einen großen Unterschied. Beide machen etwas, was der jeweils andere nicht kann. Ärzte wollen die Leute mit Medikamenten heilen, Geistheiler helfen nur mit Energie. Das habe ich auch einem Arzt aus Norddeutschland sagen müssen, der unbedingt bei mir lernen wollte, nachdem ich einer seiner langjährigen Patientinnen geholfen hatte.

»Ich halte keine Seminare ab«, hab ich ihm gesagt. »Was ich mache, kann man nicht lernen. Entweder Sie haben es von Geburt oder Sie haben es nicht. Das heißt, es muss angeboren sein. Wenn man das, was ich kann, lernen will, wird daraus Scharlatanerie.« Es sei schade, er hätte es gerne erlernt, hat mir dieser Arzt geantwortet.

Ich muss allerdings sagen, dass mich schon verschiedene Institute angesprochen haben, die wollten, dass ich bei ihnen auftrete. Dort sollte ich die Teilnehmer aufklären. Also sollte ich für sie Reklame machen, ein Aushängeschild sein. Ich hab so die

Theorie, dass manche, die mit ihren Behandlungen nicht zurechtkommen, auf Seminare ausweichen. Möglicherweise kann man dort mehr verdienen. Auf diese Weise braucht man sich selbst nicht kaputt zu machen, macht auch nichts verkehrt.

Ein Beispiel ist für mich auch die Sache mit einem Heiler, der schon verstorben ist. Bruno Gröning heißt er. Der ist schon lange tot, aber trotzdem behandelt man die Leute weiter über ihn.[35] Ich wundere mich sehr darüber. Man versucht, mit seinen Kräften aus dem Jenseits noch zu heilen. Aber ob das geht? Kann man wirklich mit den Kräften anderer heilen? Wie sollte das funktionieren? Ich habe Probleme, mir das vorzustellen. Aber man hört, es gäbe viele Leute, denen auf diese Weise geholfen wurde. Nach meiner Meinung wird das Geistheilen durch solche Sachen noch rätselhafter.

Jeder Mensch hat das Recht zu heilen, wenn er es kann. Wenn er es aber nicht kann, soll er doch aufhören. Wenn ich jemanden treffe, der eine Person heilt, dann hat er recht, weil er heilt, ob er Schuhputzer ist oder etwas anderes.

Wie gesagt, Ärzte versuchen mit Medikamenten zu heilen, wir versuchen es ohne Pillen, nur mit Energie. Oft müssen wir die Medikamente, die die Leute in sich hineingepumpt haben, wieder herausholen. Natürlich gibt es viele Medikamente, die den Menschen auch helfen, vor allem wenn sie aus Naturstoffen sind. Ich bin mir sicher, dass es ein hundertprozentiges natürliches Medikament gibt, das den Krebs hundertprozentig heilt.

35 Bruno Gröning (1906–1959), ein inzwischen weltbekannter Heiler, hat ebenfalls mit Energieströmen gearbeitet, aber niemals Hand aufgelegt. Seine Kräfte hat er als »göttlichen Heilstrom« gedeutet, den er auf die Patienten übertrug. Sich selbst hat er als Transformator gesehen. In der Nachkriegszeit hat man Gröning von allen möglichen Seiten mit Prozessen regelrecht verfolgt. Nach seinem Tode hat Grete Häusler, eine ehemalige Patientin, Bruno-Gröning-Freundeskreise gegründet, in denen man z. B. über Staniolkugeln die Heilströme Grönings aktivieren will. Weltweit existierten über 200 solcher Gemeinschaften, allein 150 im deutschsprachigen Raum mit insgesamt ca. 28 000 Anhängern. Tatsächlich gibt es aus diesen Freundeskreisen zahlreiche Erfolgsmeldungen.

Denn die Natur hat ja alles. Nur gefunden hat man es noch nicht.

Ich weiß, viele Leute haben das Problem, wenn sie fremd zu einem Heiler kommen, herauszufinden, ob er echt ist oder nicht. Bin ich beim Richtigen oder nicht, das ist das Problem. Eigentlich gibt es nicht viele Möglichkeiten, aber die, die es gibt, kann man spüren. Sie müssen eine Wärme spüren, die der Heiler ausstrahlt, ihr Körper muss sich erhitzen. Wenn sie die nicht spüren, dann besteht die Gefahr, dass man bei einem Scharlatan gelandet ist. Also sage ich, wenn jemand zu einem Heiler kommt, der nicht zuerst den Körper reinigt, der es nicht schafft, mit seiner Energie diese Person zum Sitzen zu zwingen, ohne sie zu berühren, dann stimmt etwas nicht. Entweder kann der Heiler nichts oder der Patient ist so verschlossen, dass er zuerst geöffnet werden muss. Ein weiteres Merkmal ist die Fähigkeit, jemandem, der sitzt, mit den Händen die Beinlänge auszugleichen, ohne ihn zu berühren, nur mit Magnetismus. Ich lege die Hände ganz offen hin, und man kann sehen, wie die Beine herausrutschen. Die meisten Leute haben ja Probleme mit unterschiedlichen Beinlängen, ohne dass sie es wissen.

Viele Leute sind bei mir auch erstaunt, weil ich, sobald ich sie behandle, etwas über sie weiß, etwas, was ich eigentlich nicht wissen kann. Sie hocken da bei mir, und ich sage ihnen etwas, von dem sie nicht begreifen können, woher ich das weiß. Aber das ist bei uns drin. Manchmal denke ich, wenn die Patienten wüssten, was ich in diesen Momenten noch alles über sie weiß, würden sie sich wundern. Jedenfalls ist das so bei mir.

Bei Scharlatanen merken die Patienten nichts. Sie können nichts merken. Die erzählen ihnen etwas, sagen, morgen oder übermorgen wird es besser. Es kann auch mal sein, dass die warme Hände haben. Bei mir ist es so, ob ich kalte Hände habe, spielt keine Rolle, wenn ich sie jemand auflege, dann wird es ihm heiß. Bei anderen, bei einem Scharlatan funktioniert das nicht. Man muss wirklich körperlich spüren können, ob jemand etwas kann. Geistheiler, wenn sie echt sind, können mit ihrer Energie, man könnte auch Magnetismus sagen, Patienten heilen, was häufig nicht zu erwarten ist.

Was mich angeht, gehen die Leute kein Risiko ein. Sie können zu mir hereinkommen, und genauso können sie wieder hinausgehen. Es bleibt nichts zurück.

Vor einiger Zeit war jemand bei mir, ist einfach hereingekommen und wollte eine Probebehandlung. Er möchte mich testen, hat er gesagt.

»Was wollen Sie testen und wieso?«, hab ich gefragt. »Bei mir kann jeder behandelt werden, der es will, Probebehandlungen mache ich keine.«

Ja, er käme von irgendeiner Organisation, von der ich aber keine Ahnung hatte, von der ich noch nie gehört hatte.

»Hätten Sie Charakter, wären Sie nur gekommen, wenn Ihnen wirklich etwas fehlt. Dann hätten Sie testen können, ob ich etwas kann. Es ist doch unmöglich, ohne jeden Hinweis oder eine Anmeldung einfach so daherzukommen und eine Probebehandlung zu verlangen. Da könnte ja jeder kommen. Was glauben Sie, wie viele das schon bei mir gemacht haben, sich behandeln lassen, sind fort und haben nie nach einer Bezahlung gefragt. Sind einfach davon. Aber dafür wird sie schon eine Strafe treffen.«

»Hätten Sie sich angemeldet, etwas vorher gesagt, hätte man ja sehen können. Warum sollte ich sonst hier einen Versuch mit Ihnen machen?«, habe ich gesagt. Da draußen im Wartezimmer sitzen zehn Leute, die hätte er doch fragen können, hören, was die ihm sagen. Man kann sich ja anmelden, erkundigen und dann sagen, was man beabsichtigt. So aber geht das nicht!

Ich bin ja bereits Mitglied im Dachverband der Geistheiler (DGH). Denen geht es vor allem darum, die Heiler zu schützen. Wenn jemand Schwierigkeiten hat, dann wird man von dort durch Rechtsanwälte unterstützt. Auf diese Weise ist auch das Gesetz durchgekommen, dass Geistheiler etwas anderes machen als Ärzte. Seitdem ist Geistheilen erlaubt, niemand kommt mehr vor Gericht, weil er keine Heilpraktiker-Prüfung hat. Eigentlich stehen Heiler und Ärzte nicht in Konkurrenz zueinander. Beide machen etwas, was der jeweils andere nicht kann. Ich gebe ehrlich zu, zum DGH gehören alle möglichen Heiler, mit denen ich nichts anfangen kann. Ich befürchte, da wird viel verkehrt gemacht. Und dazu gibt es viele Angebote, dass man solche Sachen lernen kann. Geistheilen kann man nicht lernen, da bin ich mir sicher. Von diesen echten Heilern gibt es nicht sehr viele.

Vor einiger Zeit hat mich ein Zahnarzt aufgesucht, wollte wegen bestimmter psychischer Probleme behandelt werden, verursacht wohl durch Stress. Dass ich ihm den Körper locker gemacht habe, hat ihm sehr, sehr gut getan. Deshalb kam er auf den Gedanken, er könnte mit mir Versuche machen, wie über Videoaufnahmen Zahnpatienten beruhigt werden könnten, die Angst vor der Behandlung haben und deshalb verkrampfen. Die bringen es dann nicht mehr fertig, den Mund aufzumachen. Es ging also darum, den Leuten die Angst vor dem Zahnarzt zu nehmen.

Jedenfalls, bin ich dann zweimal in Köln in einem Studio gewesen, wo wir das probiert haben. Da waren Regisseur und Kameramann, die mit mir aus allen möglichen Blickwinkeln gearbeitet haben.

Mit den Videoaufnahmen sollen die Patienten angesprochen werden, sollen in eine Heilhypnose geführt werden, damit sie ruhig werden. Ich spreche sie darin an, beruhige sie, sie werden langsam müde, fallen in einen leichten Schlaf. Das heißt, sie sind weg, aber noch ganz da. Jedenfalls verschwindet die Angst. Aber es handelt sich dabei nicht um Tiefenhypnosc, dic lchne ich ab, weil sich damit der Mensch verändert. Auf meine Weise liegen die Leute da, sind total entkrampft und entspannt, die Angst ist weg. Jetzt kann der Zahnarzt schön arbeiten, braucht keine Beruhigungsmittel mehr, weil es ja nicht mehr weh tut. Auf diese Weise wird der Schmerz weggenommen. Wenn es vorbei ist, sage ich, die Leute sollen die Augen wieder öffnen.

Diese Versuche, Patienten zu entspannen, werden von schönen Landschaftsaufnahmen eingeleitet und abgeschlossen, unterlegt von eingängiger Musik. Ein solches Video wird den Leuten vorgespielt, wird immer wiederholt. Gerade habe ich eine CD mit drei Versionen erhalten, zu denen ich meine Meinung abgeben soll. Aber alles ist noch im Versuchsstadium, noch nicht an Leuten getestet, soweit ich das weiß. Ich bin gespannt, wie es damit weitergeht.

Augenzeugen

Vorbemerkungen

Mit den nachfolgenden Interviews verwirkliche ich die in der Einleitung bereits angekündigte Absicht, der Selbstbiografie Theo Bullingers weitere Blickwinkel hinzuzufügen. Damit will ich mich mit den Lesern dem Phänomen Geistheilung aus einer Perspektive nähern, die zumeist vernachlässigt wird.

Als Interviewpartner habe ich Personen gewählt, die die Heilerszene mit und um Theo Bullinger aus eigener Anschauung kennen. Wer könnte da zunächst geeigneter sein als seine Familienangehörigen? Sie sind in besonderer Weise Augenzeugen, Ohrenzeugen und lebensweltliche Zeugen zugleich, weil sie die Phasen seiner Entwicklung zum Heiler mit seiner abschließenden Etablierung aus nächster Nähe mitbekommen haben. Auch erhalten die Interviews mit Ursula und Achim Bullinger durch ihre familiären Rollen als Ehefrau und Sohn ihre unverwechselbare Prägung.

Die anderen beiden Interviewpartner entstammen je einem näheren bzw. weiteren Bekanntenkreis Theo Bullingers, wie den Äußerungen selbst zu entnehmen ist.

Einerseits verdichten diese vier Interviews das selbstbiografische Bild über den Heiler Theo Bullinger, seine Lebenswelt und Arbeit, wie wir es bis jetzt kennengelernt haben; andererseits liefern sie weitere Einzelheiten und Sichtweisen zum Thema Geistheilen.

Interviewtechnisch betrachtet, handelt es sich hier um sogenannte weiche oder offene Interviews, bei denen die Partner großen Spielraum haben, ihre Einlassungen selbständig zu entwickeln und erzählend auszuführen. Mit meinen Fragen habe ich mich jeweils nach den Reaktionen meiner Gesprächspartner gerichtet, verfolge aber das Ziel, weitere Einblicke in Theo Bullingers Leben zutage zu fördern. Entsprechend habe ich nachgefragt oder den Erzählfluss zugelassen. Diese Interviews sprechen jeweils für sich und bedürfen keiner weiteren Kommentierung.

Interviews mit Augenzeugen

Achim Bullinger, Sohn von Theo Bullinger, Jahrgang 1974, selbständiger Physiotherapeut, Osteopath in Ausbildung, zurzeit verantwortlich für die albanische Fußball-Nationalmannschaft

E. R. Das Thema, weswegen wir uns heute getroffen haben, ist eigentlich Ihr Vater oder ist Ihr Vater und seine Berufung und Fähigkeiten als Heiler. Es geht mir vor allem darum, wie Sie als Sohn Ihren Vater in dieser Beziehung erlebt haben, von Anfang an.
A. B. Was ich erlebt hab, von Anfang an bis jetzt?

Die Anfänge waren, glaube ich, 1989 oder 1990. Vorher habe ich mich mit dem Thema selbst nie befasst. Erinnern kann ich mich noch an einen älteren Mann aus Germersheim, der Enzo hieß. Der war bei uns in der Gaststätte. Wir waren oft zusammen und haben Karten gespielt. Dieser ältere Mann, ein Italiener, hatte anscheinend auch Fähigkeiten. Der hat es fertig gebracht, den Leuten die Kopfschmerzen zu nehmen. Das hat er bei uns in unserem Lokal gemacht, indem er auch mit Blicken, mit Konzentration auf die schmerzende Stelle gegangen ist und mit Handbewegungen versucht hat, den Leuten den Kopfschmerz zu nehmen. Teilweise mit Erfolg. Das war das erste Mal, dass ich überhaupt mit so etwas konfrontiert worden bin.

Eine andere Situation. Eine Frau war da, die hatte, glaube ich, den Knöchel verstaucht. Fragen Sie mich aber nicht, warum mein Vater hingegangen ist und die Hand darauf gelegt hat. Ich weiß nicht einmal, ob er das selbst weiß. Ob das so von innen aus ihm gesprudelt ist, dass er das gerade dann probiert hat. Im Nachhinein hab ich schon überlegt, ob da der Zeitpunkt gekommen war, dass er reif war, so was zu machen, oder ob er von irgendwoher ein Zeichen bekommen hat, eine Begabung durchgebrochen ist. Ich weiß es nicht. Auf jeden Fall hat er der Frau die Hand aufgelegt, auf den Knöchel, und die Schmerzen wurden schlagartig besser. Sie konnte wieder besser laufen und hat aufgehört zu humpeln. Mein Vater ist jemand mit einer lockeren Art. Der hat sich noch nicht so viel dabei gedacht.

Davon haben mir auch schon andere Leute erzählt, in der Vergangenheit, wie er als Jugendlicher war zum Beispiel. Werde ich heutzutage von Leuten auf meinen Vater angesprochen, die mit ihm in die Schule gegangen sind, also von früher, dann höre ich immer: »Der war schon immer ein bissel anders.« Sag ich dann, »ja, wie anders?« »Der Theo hat schon immer irgendwie das gewisse Etwas gehabt.« So sagen mir das manche Leute.

Angefangen zu heilen hat er, glaube ich, im Nebenzimmer unserer Gaststätte, nachdem es sich langsam herumgesprochen hatte, was er macht. Das waren die Anfänge. Von da an hat es sich so langsam aufgebaut.

Schließlich ist er damals nach Freiburg gefahren zu Herrn Dr. Lucadou, das weiß ich noch. Dort ist er hingefahren und hat sich testen lassen. Als er zurückkam, hat er erzählt, die elektromagnetischen Wellen seiner Hände und Augen sind dort gemessen worden. Der Doktor habe gesagt, er habe so jemanden wie ihn noch nie getestet. Das weiß ich noch genau. Auch habe er gemeint, wenn einer den Heilberuf ausüben soll, den Leuten helfen soll, dann ist es er. Denn mein Vater hat diesen Mann gefragt hat, ob er das dürfe und wie er ihn sehe. Dr. Lucadou hat damals ganz klar gesagt, ja, auf jeden Fall sollte er das machen, weil er unheimlich hohe Werte bei ihm gemessen hatte.

In der Folge hat sich das immer mehr herumgesprochen und entwickelt. Mein Vater hat sich eine eigene Praxis eingerichtet, vom Nebenzimmer über den Hof. Und die Dinge nahmen ihren Lauf. Immer mehr und mehr Leute kamen. Das Wartezimmer war voll von morgens bis abends. Die Stühle reichten nicht, und die Leute saßen noch im Hof. Andere Leute sind im Garten herumgelaufen, haben fast noch einen halben Kururlaub gemacht bei uns im schönen Garten, haben sich da erholt, in der Sonne. Mit Handzeichen hat sie mein Vater reingerufen, wenn er so weit war.

Ich habe immer das Gefühl gehabt, die Leute kommen und fühlen sich bei uns wohl. Bis heute noch! Das hängt mit Sicherheit mit der Ausstrahlung zusammen, die mein Vater hat. Klar, es ist mein Vater, da sieht man es vielleicht noch ein bisschen anders als ein Fremder. Aber trotzdem bin ich reif und alt genug, komme auch viel herum und habe durch meinen Beruf selbst viel Kontakt zu Menschen und glaube, beurteilen zu können, dass er von seinem Wesen her, von seiner Art her, wie er mit Leuten kommuniziert, wie er mit ihnen umgeht, eine unheimliche Ausstrahlung hat. Er weckt bei den Leuten großes Vertrauen, die vertrauen ihm zum Teil blind. Und das einfach schon durch seine Nähe. Die Leute müssen gar nicht wissen, so hab ich das Gefühl, was er überhaupt macht, wer er ist. Aber sobald sie mit ihm Umgang haben, fühlen sie sich wohl und es geht ihnen besser.

Und dann die Sache in der Festhalle in Herxheim. Mein Vater war dort, kann man sagen, wie an den Pranger gestellt, vor der Herxheimer Bevölkerung. Nicht nur die Herxheimer, auch

Leute aus den umliegenden Ortschaften waren da. Man muss berücksichtigen, mein Vater hat ja kein Abitur gemacht, eben eine ganz normale Schulbildung absolviert. Ich kann mich noch genau an die Situation erinnern, weiß noch genau, wie aufgeregt ich in der Festhalle saß. Ein Erlebnis, bei dem ich auch so viele Jahre später sage, ich hatte das Gefühl, er geht in die Festhalle rein und wird gesteinigt.

Auf diesem Podium oben saßen natürlich Ärzte, Herxheimer Ärzte. Die haben dann losgelegt, teilweise mit schulmedizinischen Fachbegriffen und hochintellektuellen Sprüchen. Mitten drin saß mein Vater. Mein Gott, die nehmen meinen Vater auseinander, hab ich gedacht. Normalerweise kann man sich das als Sohn ja nicht anschauen. Doch mein Vater hat es auf seine Art und Weise fertiggebracht, die Leute, einen Großteil der Zuschauer in seinen Bann zu ziehen. Das geschah an einem Fallbeispiel. Eine Frau mit Hüftproblemen, die nur ganz schlecht laufen konnte, wurde auf die Bühne geholt. Sie ging, glaube ich, an Krücken. Auf der Bühne hat mein Vater an der Frau demonstriert, dass sie Beckenschiefstand hat und ein Bein kürzer ist als das andere. Und dann hat er gezeigt, wie er auf seine Art und Weise mit Energie arbeitet und die Beinlängen sich wieder annähern. Die Ärzte standen versammelt darum herum und haben sich das angeguckt. Beide Beine hatte er in seinen Händen und dabei gesagt: »Sehen Sie doch, schauen Sie doch, ich ziehe nicht. Es kommt von allein.« Die standen da, haben sich angesehen und waren still. Sie wussten nicht, was sie damit anfangen sollten. Die Leute, die unten an der Bühne saßen, waren auch so verwundert, dachten, was ist denn jetzt. Denn die Frau stand dann auf und hatte ein deutlich verbessertes Gangbild. Sie ging mit Schonhaltung, ja, aber der Unterschied zwischen vorher und nachher war absolut da. Diese Frau war meinem Vater unbekannt. Sie war zufällig ausgewählt worden.

Gut, die Veranstaltung war dann irgendwann zu Ende. Als mein Vater von der Bühne gekommen ist, sind einige ihm richtig mit Respekt begegnet. Die hatten erkannt, in welch misslicher Situation er sich befunden hat, was es bedeutet, sich im eigenen Ort als Herxheimer mit dem, was er jetzt ausübt, zu stellen.

Eine Situation, die ich am eigenen Leib gespürt habe. Es ging mir wie anderen Menschen, die in der Vergangenheit mit Traumata zu tun hatten, durch Unfälle verursacht. Solche traumatischen Erlebnisse wirken häufig innerlich weiter, blockieren. Innere Energieströme können dann nicht frei fließen. Mein Vater hat mir einmal auf seine Art und Weise demonstriert, wie er sie frei macht. Das war noch in seiner Anfangszeit. Das vergesse ich in meinem Leben nie. Wir standen bei uns im Hof, und er hat mir den Körper gereinigt. Er stand vor mir und fuhr an mir ohne Berührung mit seinen Händen entlang, zwei-, dreimal. An einer Stelle, an der unteren Brustbeinspitze, am Oberbauch, hat er angehalten und gesagt: »Hier sitzt's.«

»Was sitzt da?«, hab ich gefragt.

»Okay, pass mal auf«, hat er geantwortet, hat beide Hände so gehalten, dann einmal gedreht und heftig zur Seite gezogen, verbunden mit einem starken Zischlaut. In diesem Moment hab ich wirklich gemeint, mir reißt jemand ein Loch in den Bauch. Ich hab das gespürt innerlich, als ob jemand etwas, was da festgesessen war, wegreißt. Das hat mich umgehauen, hab mich auf den Stuhl setzen müssen, war fertig. Im Nachhinein kann ich sagen, und das hab ich auch gespürt dann, er hat mir mit Sicherheit eine Blockade gelöst. Danach war ich geheilt, definitiv. Meine Mutter sagte mir später, ich sei vor Schreck weggerannt. Doch an dieses Detail kann ich mich nicht mehr erinnern.

Ansonsten kommt man als Familienmitglied natürlich in den Genuss, seine Fähigkeiten öfter nutzen zu können, wenn man was hat. Normal ist, dass er bei Kopfschmerzen ein bissel die Hand drauflegt und die dann weggehen. Das ist für mich schon nichts Außergewöhnliches mehr. Manche Leute wundert das, klar. Wahrscheinlich ist es so, dass wir das als normal empfinden, weil wir die Familie sind. Für uns ist das halt in Fleisch und Blut übergegangen!

Was ich auch sagen kann, er hat sich nie geändert. Manchmal denke ich, ob andere Leute an seiner Stelle sich auch so gleich geblieben wären. Von Anfang an ist er der Theo, wie ihn die Leute kennen, geblieben. Er hat immer an seinen Prinzipien festgehalten. Aber ich glaube nicht, dass er das bewusst gemacht hat. Das hat er einfach. Mein Vater ist auch einer, der unheimlich viel arbeitet, man könnte sagen ein Workaholic. Aber ich glaube, die älteren Menschen sind so. Sie können nicht ohne Arbeit sein. Ob das Gartenarbeit oder etwas anderes ist, er braucht das anscheinend für seinen inneren Ausgleich, und vielleicht um wieder Kraft zu tanken für die Menschen. Ja, er ist eigentlich immer so geblieben, ist wegen seiner Fähigkeiten nicht arrogant oder hochnäsig geworden. Kommt einfach rein und behandelt. Das ist, glaube ich, in dieser Branche nicht immer gang und gäbe.

E. R. Herr Dr. von Lucadou hat mir am Telefon gesagt, er halte Theo Bullinger in Bezug auf die verschiedenen Typen von Heilern, die man unterscheidet, für einen bodenständigen Volksheiler, im besten Sinne des Wortes.

A. B. Da gibt's nichts hinzuzufügen. Das ist so, das ist definitiv so.

Natürlich ist klar, über die Jahre wurde der Verdienst ein bissel besser, logischerweise, im Vergleich zu seiner Arbeit als Gastronom. Das ist zwangsläufig so. Allerdings gibt es auch viel Neid und Missgunst, was ich auch abkriege. Weil mein Vater diesen Beruf ausübt, habe ich über die Jahre auch viel Neid und Missgunst mitbekommen und war oft nicht so integriert. Das Los haben wir.

E. R. Tatsächlich?

A. B. Tatsächlich! Das Los haben wir. Das sind die oberflächlichen Leute, die alles über einen Kamm scheren. Wie mein Vater beschimpft worden ist, wie meine Eltern beschimpft worden sind: »Wer nichts wird, wird Wirt.« Sie sind fünfzehn oder achtzehn Jahre lang, als sie die Gaststätte geführt haben, wirklich schlimm beschimpft worden – was die Leute eben so »babbeln«, wenn sie Alkohol getrunken haben. Genau die Leute können uns jetzt gar nicht mehr in die Augen schauen. Die drehen den Kopf weg, wenn sie sonntags morgens durch den Ort laufen. Und das ist im Dorf ganz extrem, muss man schon sagen. Zwar ist es im Lauf der Zeit besser geworden, aber richtig normalisiert hat es sich nie. Ich glaube, unsere Familie hat wegen der Tätigkeit meines Vaters eine Sonderstellung. Nicht dass wir das wollen, aber man sieht uns so.

Während seiner Heilertätigkeit im Laufe der Jahre ist viel passiert. Ich erinnere mich nicht an alles, frag auch nicht nach. Ich nehme aber wahr, sehe, wie oft das Wartezimmer voll ist. Da kommen schwer kranke Leute, manche im Rollstuhl. Dann gibt's welche, die werden auf einer Bahre hereingetragen. Dann wird extra Platz gemacht, bis sie zu ihm getragen und auf die Bank gelegt werden. Das Schöne ist, die Leute wissen zumeist nicht, dass ich der Sohn bin, wenn ich manchmal im Wartezimmer bin oder gerade von draußen komme und noch vor der Tür stehe. Früher, als sein Behandlungszimmer noch zu Hause war, dann konnte es sein, dass ich gerade telefoniere oder an der Rezeption sitze, denn die war vom Behandlungsraum getrennt. Im Prinzip war ich so integriert, ohne dass jemand wusste, wer ich bin. Deshalb konnte ich die Geschichten der Leute anhören, die man über ihn erzählt hat. Viele Leute haben einfach nur Positives erzählt, Stammkunden, die über lange Zeiträume immer wieder kommen. Die treffen dann auf Leute, die zum ersten Mal da sind und noch gar nicht wissen, was erwartet mich da überhaupt. Die sind zum Teil noch wie blockiert oder vielleicht auch ängstlich, werden mitgezogen von jemand anderem, der sagt, das probierst du jetzt mal aus. Diese Leute treffen sich im Wartezimmer. Oft habe ich erlebt, dass Leute mit Erfahrungen von Neuen gefragt wurden: »Hilft das, bringt das überhaupt was?«

Die Erfahrenen berichten dann: »Ja, mir hat's aber geholfen. Ich fühle mich wohl seitdem, kann viel besser laufen.«

»Ja, ehrlich?«, heißt es dann.

Auf diese Weise holen sich die Neuankömmlinge erste Informationen, um sich zu beruhigen und anschließend in die Behandlung zu gehen. Es gibt nichts, was es da nicht gab. Also hört man auch immer wieder: »Wenn du nicht dran glaubst, dann bringt es auch nichts.«

Das ist ein Standpunkt, den man immer hört. Dem kann ich, nach all dem, was ich erlebt habe, widersprechen. Vielleicht ist an dem alten Spruch »Glaube versetzt Berge« ja etwas dran. Glaube kann für jemanden sehr wichtig sein, aber hier ist er keine Voraussetzung für die Heilwirkung. Wenn jemand auf meinen Vater reagiert, kann er ihm helfen. Das hat mit dem alten Spruch nichts zu tun.

Und dann, was ich vielleicht noch sagen kann. In der Vergangenheit waren schon viele Leute da, einflussreiche Leute, ich glaube auch aus Politik, Film, Sport. Viele dieser Leute kannte er gar nicht, wusste nicht, wer sie sind. Hinterher sammelt er keine Visitenkarten, macht sich nichts daraus, bloß weil sie eine hohe Position haben. Er nimmt die Leute so, wie sie sind, wenn sie bei ihm sind. Ich weiß, er hat Fußballer aus der Bundesliga behandelt zu einer Zeit, als ich selbst noch gar nichts damit zu tun hatte, zum Beispiel vom FCK damals. Aber sie durften sich nicht outen, wo sie hingehen. Das weiß ich.

Heutzutage kommen viele schwer kranke Leute zu meinem Vater, Krebskranke. Am Anfang war das nicht so, aber mit den Jahren haben die schweren Fälle zugenommen.

E. R. Mit anderen Worten, früher waren es leichtere Fälle, jetzt sind es immer schwierigere Fälle?
A. B. Früher war auch der eine oder andere Schwerkranke dabei, aber manchmal sagt mein Vater: »Nur Schwerkranke, nur Schwerkranke.« Und dann meistens Krebs.

E. R. Er soll dann sozusagen die letzte Rettung sein!
A. B. »Warum kommen die Leute nicht früher?«, sagt er manchmal und ärgert sich über die Leute. »Warum bin ich der Letzte? Warum bin ich in dieser ganzen Kette nicht schon weiter vorne dran? Denn dann könnte ich mehr Einfluss nehmen auf die Leute und vieles vielleicht verhindern oder erträglicher machen, zumindest die Lebensqualität verbessern.«

Es ist ja so, dass manche Leute eben gehen müssen, auch wenn sie von ihm behandelt werden. Aber es kommt darauf an, wie sie gehen und wie ist die Lebensqualität bis dorthin. Das ist etwas ganz Entscheidendes. Und das ärgert ihn manchmal, dass die Leute den Weg nicht früher zu ihm finden.

E. R. Das liegt vielleicht auch ein wenig in der Natur der Sache. Zu einem Heiler, wie Ihr Vater einer ist, geht man nicht so leicht hin, wenn man nicht vorher eine Erfolgsmeldung gehört hat. Denn er ist einer, der anders vorgeht und ganz andere Dinge macht. Deshalb ist er in dieser Kette normalerweise nicht vorne im Bewusstsein der Leute. Es geht um die Frage, wann geht jemand zu einem Geistheiler? Einer, der über Geistheiler geschrieben hat, sagte in einem Interview, er habe Ärzte gefragt, ob sie zu einem Geistheiler gehen würden. Antwort der Ärzte, ja, wenn mir sonst niemand helfen kann.[36]

36 Harald Wiesendanger gilt als der deutsche Experte in Sachen geistiges Heilen. In einem Interview mit dem ZDF zu diesem Thema sagte er unter anderem, dass selbst der Präsident der Bundesärztekammer kürzlich gesagt habe, wenn er keinen anderen Ausweg für sich sähe, würde er einen Geistheiler konsultieren.

A. B. Wenn man so will, gibt es kein Krankheitsbild, das mein Vater nicht behandeln kann. Wenn jemand tatsächlich auf ihn reagiert, dann kann er auf eine bestimmte Art und Weise jedem Menschen helfen. Das kann er definitiv. Denken wir mal an orthopädische Sachen, also Arthrosen, Bandscheibenprobleme, aber auch andere Erkrankungen wie Krebs. Einfache Krankheitsbilder wie Kopfschmerzen, die heftig sein können, oder Migräne oder bestimmte Blutwerte, die zum Beispiel nicht in Ordnung sind – solche Fälle hat er schon öfter gehabt, bei denen danach das Blutbild untersucht worden ist und keine Entzündungsmediatoren mehr vorhanden waren, alles weg. Vorher wurden die Leute ewig lange behandelt, und dann sind sie einfach wieder gesund.

Eigentlich hätte man jeden Fall, in dem ein Arzt im Nachhinein etwas festgestellt hat, was er sich nicht erklären konnte, dokumentieren müssen. Aber auf jeden Fall, gibt's sehr viele Krankheitsbilder, die mein Vater behandelt. Die Leute kommen mit allem Möglichen. Zugenommen hat auch die Zahl der psychisch Kranken. Das war am Anfang nicht so. Die Leute rennen zuerst von Pontius zu Pilatus, haben irgendwelche körperlichen Symptome, die nicht körperlichen, sondern psychischen Ursprungs sind. Von diesen Leuten hat mein Vater wirklich viele. Wie man mir erzählt und was ich mitbekomme, kann er hier helfen. Häufig sind sie durch Medikamente ruhig gestellt, ihre Symptome unterdrückt, werden oft als Schauspieler oder Hypochonder angesehen. Niemand kann ihnen helfen. Mein Vater sagt, er geht ans vegetative Nervensystem. Natürlich kann man über physikalische Therapie Einfluss nehmen oder über mentales Training. Da gibt's schon Zugangswege. Aber ich glaube, ganz tiefgreifend ins Innere, ins Zentrum, da, wo's wirklich rund geht, da Einfluss zu nehmen, das klappt bei ihm. Mein Vater kann das, er kommt dahin.

Ein Freund von uns kennt eine Methode, die man *swing wave* nennt, die irgendwie über die Augen geht, glaube ich. Damit hat man Einfluss aufs vegetative Nervensystem. Mein Vater hat zu ihm gesagt, Finger weg davon. Denn er hat tatsächlich eine Patientin von ihm nachbehandeln müssen, die ist fast durchgedreht. Vielleicht hat er ihr mehr Schaden zugefügt, als das Ganze gebracht hat. Mein Vater hat es ausgebügelt. Deshalb sagt er immer wieder, das vegetative Nervensystem ist eine ganz heiße Geschichte, wenn man da drangeht und was macht.

In einem anderen Beispiel geht es um ein Baby. Dieses Baby hatte einen oder mehrere Darmverschlüsse, weil sein Darm nicht so richtig ausgeprägt oder ausgebildet ist. Der Stuhl ging deshalb nicht ab bzw. kam durch Reflux oben wieder heraus. Das Baby wurde darum mehrere Male operiert. Eine Mitarbeiterin von mir, die Katja, ist die Schwester der Mutter. Sie hat mich damals angesprochen, »könnte dein Vater nicht …«, mit Telefonnummer. »Ja, ich gebe dich mal weiter«, war meine Antwort. Als mein Vater die Nummer hatte, rief er gleich an. Sofort hat er mit Fernbehandlung begonnen, indem er auf das Baby draufgegangen ist. Schon ging es dem Kind besser. Es sei etwas abgegangen, das Baby habe Stuhlgang gehabt, hat die Mutter danach gesagt. Inzwischen ist es wohl so, dass sich der Darmbereich entwickelt hat und die Ärzte selbst völlig erstaunt sind. Langsam fängt alles wieder an zu funktionieren. Und das trotz der Operationen! Die Operationen zwecks künstlichen Ausgangs haben zu Narben und anderen Schwierigkeiten geführt. Man überlege sich, bei einem Baby! Das ist alles nicht einfach. Aber das Kind ist wohl auf dem Weg der Besserung.

Ein ganz aktueller Fall von einer Frau, die wohl wird sterben müssen. Sie war gerade diese Woche hier. Sie hatte einen Schlauch durch die Nase und saß im Rollstuhl, ihr Körper voller Metastasen. Nur künstlich kann sie noch ernährt werden, denn es geht nichts mehr ab. Alles staut sich von innen, alles ist innerlich zerfressen. Diese Frau kam mit dem Rollstuhl, ihr Mann war dabei, als sie auf eine Mitarbeiterin von mir trafen, die sie kennen. Nach der Behandlung haben sie sich in der Küche unterhalten. Als mein Vater aus der Behandlung kam, stand ich an der Rezeption. Im Vorbeigehen stöhnte er, sagte, sie sei schwer krank.

Abends oder am nächsten Tag hat mein Vater von sich aus berichtet, die Leute hätten sich gemeldet, weil er angekündigt hatte, sie würde diese Nacht schlafen wie ein Baby, ohne Schmerzen und in Ruhe. Die Frau konnte ihre Schmerzen zuletzt nur noch mit Morphium aushalten. Jedenfalls hat der Mann angerufen und bestätigt, dass es die erste Nacht gewesen sei, in der die Frau in Ruhe hat schlafen können.

Das ändert wahrscheinlich nichts an der Tatsache, dass die Frau bald nicht mehr bei uns ist. Ja, das ist einfach so. Und wenn die Frau nur hier war und vielleicht auch noch mal kommt, um von dieser Welt besser Abschied nehmen zu können. Ich glaube, dass mein Vater ihr diesen Abschied erleichtert und irgendwo die Seele so weit frei macht, dass sie gehen kann. Es geht also um eine innere Verfassung, in der sie das akzeptiert und dann auch gehen kann. Ich glaube, mein Vater bringt sie dahin.

E. R. Sie haben vorhin von einer Ihrer Patientinnen erzählt, die vor langer Zeit bei Ihrem Vater in Behandlung war.

A. B. Diese Frau, eine meiner Patientinnen, hatte vor 14 Jahren zum ersten Mal mit meinem Vater Kontakt. Damals sei sie bei vielen Ärzten gewesen, und keiner konnte ihr helfen. Bei ihr lief alles auf eine Operation hinaus, weil sie Hüftprobleme hatte, wohl auch mit Hüftdysplasie, einer Fehlstellung in der Hüftgelenkpfanne. Die Operation galt als letztes Mittel. Dann ist sie auf meinen Vater gekommen. Auf jeden Fall hat sie gesagt, seit dem Tag seiner Behandlung habe sie keine Schmerzen mehr gehabt. Ihr Leiden ist seitdem definitiv weg, geheilt.

E. R. Und sie ist nicht operiert worden?
A. B. Sie ist nicht operiert worden und hat keine Schmerzen mehr seitdem. Vorher war sie bei ich weiß nicht wie vielen Ärzten, hat Medikamente, Spritzen bekommen. Und es konnte ihr keiner helfen. Seit der Behandlung durch meinen Vater ist sie, wie gesagt, schmerzfrei.

Ich hab die Frau gefragt, ob sie bereit sei darüber zu berichten, da ein Buch über meinen Vater geschrieben wird. »Natürlich, ganz klar«, hat sie gemeint. Sie habe das auch nach außen weitergegeben, immer in ihrem Freundes- und Bekanntenkreis dazu gestanden, zu der ganzen Geschichte. Was sie selbst erfahren habe, könne sie auch für das Buch berichten. Da habe sie keine Probleme.

Eine ganz andere Geschichte. Einmal waren wir in Großarl, Österreich, Ski fahren. Mein Vater hat dort Wolken, ich weiß nicht mehr genau, ein kleine Ansammlung von drei oder vier kleinen Wolken, mehr oder weniger verschwinden lassen oder zersetzt. Eine Gruppe von Leuten stand um ihn herum, da waren viele Leute, die zugeschaut haben. Das ist auch schon lange her!

Normalerweise könnte man ja sagen, warum macht jemand so was, das hat er doch überhaupt nicht nötig. Er weiß doch, dass er heilen kann. Er kriegt doch den Erfolg immer mehr oder wenig bestätigt von den Leuten. Und stellt sich dahin, obwohl eigentlich keine Notwendigkeit da ist, demonstriert das. Ich glaube, es ist heute noch so, manchmal will er den Leuten auf irgendeine Art und Weise zeigen, welche Fähigkeiten er hat. Auf jeden Fall, ich war selbst dabei damals, die Wolken waren weg. Das hat funktioniert. Ich kann mich dran erinnern.

Dasselbe wurde mir auch von Wolfgang Trauth erzählt, der in Herxheim ein Sportschuhgeschäft hat. Damals, ich muss überlegen, war er noch nicht als Heiler tätig. Das war früher, als er aus Blödsinn gesagt hat: »Ach, die Wolken da, die mach ich jetzt weg.« So in seiner lockeren Art, wie er auch als Heiler mit den Leuten umgeht. Ohne sich etwas dabei zu denken, hat er diese Wolken verschwinden lassen. Sie waren weg, hat man mir erzählt.

Da fällt mir noch die Sache mit dem Licht ein, es ging um das Hoflicht einer Metzgerei in Rohrbach. Dieses Hoflicht funktionierte schon zwei Jahre nicht mehr. Zu dieser Familie ist mein Vater öfter hingekommen, weil er sie behandelt hat. Wenn mich nicht alles täuscht, hat er auch ihren Hund behandelt. Eines schönen Tages kam er dahin und sagte: »Mensch, hier bei euch ist es immer so dunkel, da muss man aufpassen, wo man hinläuft.« Der Metzger meinte, sie hätten schon nachschauen lassen, aber der Fehler sei nicht gefunden worden. Der Schalter gehe nicht. Mein Vater hat gesagt, »was, der geht nicht?«, ist hingegangen, hat den Schalter betätigt, und das Licht ging an. Der Metzger Kern stand da, war anscheinend perplex. Ich war ja nicht dabei, hab es danach nur erzählt bekommen.

Mein Vater sagt auch unheimlich viel voraus, was dann tatsächlich zutrifft. Also, er ist keiner, der eine Glaskugel hat, und dann irgendetwas darin sieht. Nein, er sagt es manchmal nebenbei im Gespräch, ganz normal. Man denkt sich nichts dabei und plötzlich trifft es zu, was er gesagt hat.

Vielleicht kennen viele das auch von sich selbst, dass einem Sachen flüchtig durch den Kopf gehen, die dann im Nachhinein so passieren. Bei manchen Menschen mehr, bei anderen weniger, aber bei meinem Vater extrem. Das kann ich wirklich sagen, bei ihm ist das extrem. Wenn ich Ihre Bibliothek hier sehe mit ihren Schätzen, so kommt es mir vor bei ihm, als sei etwas gesammelt bei ihm. Aber nicht nur ich als Sohn, auch andere Leute sehen das so.

Ursula Bullinger, Jahrgang 1946, Ehefrau von Theo Bullinger

E. R. Wir haben uns heute getroffen, weil wir über Ihren Mann reden wollen, über Theo Bullinger, über sein Leben und seine Fähigkeiten als Heiler. Es interessiert ganz besonders, wie Sie als seine Ehefrau sich daran erinnern.
U. B. Also vor siebzehn Jahren, wir haben noch das Lokal gehabt, hat es angefangen. Wie soll ich sagen, vorher hab ich das gar nicht gemerkt, da war mein Mann mein Mann. Mit den Fähigkeiten, die sich bei ihm herausgestellt haben, ist das Leben für uns etwas anders geworden, für mich auch. Für mich war das am Anfang ganz schwer. Ich konnte gar nicht damit umgehen. Das war für mich erschreckend und wiederum gut, vom Gefühl her. Ich stehe aber wie immer zu ihm und hinter ihm. Ganz, ganz arg stehe ich hinter ihm.

Durch unsere Tochter fing es an, die hatte etwas an ihrem Fuß, am Knöchel, und daran hat er probiert. »Ach Sabine, zeig mal«, dann ist er mit der Hand so drüber und hat probiert. Ich weiß auch nicht, warum. Von jetzt auf nachher ist das bei ihm aufgetreten. Ich kann mir da keine Gedanken drüber machen, wie oder was, weil ich das nicht weiß.

E. R. Erzählen Sie, wie das war mit Ihrer Tochter!
U. B. Sie hatte einen dicken Knöchel, einen dicken Fuß. Vor Schmerzen hat sie geheult. Mein Mann ist mit seinen Händen und den Augen über den Knöchel. Nach einer halben Stunde hat sie keine Schmerzen mehr gehabt. So ist das gewesen mit meiner Tochter.

Und dann in unserer Gaststätte waren viele mit Kopfweh, Zahnweh und solchen Sachen. Bei ihnen hat er immer wieder probiert und probiert. So hat sich das ergeben. Als er merkte, er hat so andere Fähigkeiten, hat er im Nebenzimmer unserer Gaststätte weitergemacht. Eigentlich sind schon Leute zu ihm gekommen, an denen er sich ausprobiert hat. Immer mehr sind es geworden, weil die Leute alle zufrieden waren mit ihm. So hat es sich rumgesprochen.

E. R. Hat er selber Ursachen für seine Fähigkeiten gesehen?
U. B. Ich meine, dass er das schon von Geburt an in die Wiege gelegt bekam. So was kann man ja nicht erlernen. Er hat dafür nichts erlernt. Damals, als er bei Dr. Lucadou und Dr. Bender in Freiburg war, haben die schon zu ihm gesagt, er hätte es schon früher merken müssen, dass da was anders ist bei ihm. Er habe das schon gemerkt, dass irgendwas anders ist als normal, hat er gesagt. Alles, was er begonnen hat in der jahrelangen Ehe, in der wir verheiratet waren oder sind, ist ihm gelungen. Und er ist auch anders als andere Leute. Das muss ich auch immer sagen, er ist anders.

E. R. Hat er Ihnen gegenüber mal eine Erscheinung erwähnt?
U. B. Davon hat er mir mal erzählt, dass er im Wald draußen, also in Herxheim im Wald, eine Erscheinung gehabt hat. Freunde von ihm wären dabei gewesen. Das hat er mir gesagt. Er wäre heimgegangen, habe es seiner Mutter erzählt. Seine Mutter: »Du bist meschugge, das kannst du nicht sagen, so was.« Das hat er erzählt, dass es so war.

E. R. Hat er auch von Wunden erzählt?
U. B. Dass er Wunden hatte, hat er gesagt. Da bin ich ganz erschrocken. Ich bin halt so ein Mensch, als er es erzählt hat, hab ich das immer verdrängt, von mir aus. Angst hab ich gekriegt, ehrlich. Wenn er solche Sachen erzählt hat, hab ich davor Angst bekommen.

Zum Beispiel hat er alles gewusst, wenn ich wo hingegangen bin oder unser Sohn Achim. Er hat schon alles gewusst, was da auf einen zukommt. Der Achim hat mal einen Autounfall gehabt, und als er zur Tür reinkommt, sagt mein Mann: »Du brauchst mir nichts zu sagen, ich weiß, dass dein Auto kaputt ist.« Solche Sachen! Wissen Sie, das war für mich, für mich als Frau, war das mit Angst verbunden. Ich hab immer Angst gekriegt davor. Ich hab immer gesagt, ich hab einen Mann geheiratet und jetzt plötzlich so was. Ich hab vor meinem eigenen Mann Angst gekriegt. Da bin ich ehrlich. Aber ich muss sagen, jetzt nach all den Jahren kann ich gut damit umgehen.

E. R. Vielleicht erzählen Sie mal noch aus der Zeit, als Ihr Mann angefangen hat.

U. B. Also im Lokal hat er nicht mehr weitermachen dürfen. Vom Gesundheitsamt sind mehrere Leute gekommen. Bestimmt hatten auch Leute im Lokal etwas dagegen. Außerdem hat er als Wirt zum Beispiel den Flammkuchen nicht mehr machen können, wie es die Leute gewöhnt waren, konnte sich den Gästen nicht mehr widmen. Die vom Gesundheitsamt haben gesagt, er dürfte im Nebenzimmer nicht behandeln, das ginge nicht. Er brauche ein Zimmer oder einen Raum, auch dass die Leute eine Toilette haben.

Darüber haben wir erst mal geschlafen, denn Geld war nicht viel da. Wir haben uns alles selbst erarbeiten müssen, immer. Wir haben darüber geschlafen, und ich hab gesagt: »Theo, was machen wir jetzt? Hast du das Gefühl, dass dies deine Berufung ist, dass du da jetzt weitermachen sollst?«

»Ja, ich hab das Gefühl, *das ist es!*«

Darauf ich: »Ach Theo!« Da waren wir im Bett gelegen, das weiß ich noch, als er gesagt hat: »Mach dir keine Gedanken, das wird gut! Denk an mich, an die Worte, die ich dir sage. Das wird hart, wir müssen jetzt einen Haufen Geld aufnehmen! Aber es wird gut.«

Da drüben (zeigt), das waren Lager und Tankraum. Den ganzen Hof haben wir aufgerissen, alles miteinander. So ist das

Zimmer entstanden, in dem sich die Leute aufgehalten haben, ein Wartezimmer. Hinten haben wir dann ein Behandlungszimmer draus gemacht. 1990 haben wir alles umgebaut. Mein Mann hat dann angefangen, 1991 ist er in die Praxis rüber. Er hat angefangen zu behandeln, bis er vor fünf Jahren wieder rausgegangen ist in eine neue Praxis. Es war immer eine gute Nachfrage, immer konstant. Nicht, dass mal irgendwie Schlechtes zu hören war, immer alles einwandfrei. Denn draußen im Hof haben die Leute gesessen, die mich ja nicht gekannt haben. Abends bin ich durch den Hof oder rüber in meine Wohnung oder war im Hof gestanden. Da habe ich ja immer zugehorcht. Man hat nur immer Gutes gehört über ihn. Ehrlich, nur Gutes, nur gute Sachen. Das ist bis zum heutigen Tag noch.

Und was mir aufgefallen ist in der letzten Zeit nach dem Urlaub. Jetzt, da wir ein bissel Urlaub gemacht haben, ist mir aufgefallen, es ist, als ob mein Mann einen neuen Schub an Kraft bekommen hätte. So kommt es mir vor, stark, unwahrscheinlich stark. Und er hat gesagt, dass es auch so ist.

E. R. Hat er selber einen Zusammenhang zwischen seinen Heilfähigkeiten und dieser Erscheinung hergestellt?
U. B. Das weiß ich nicht. Das kann ich Ihnen nicht beantworten.

E. R. Können Sie sich an irgendwelche konkreten Fälle erinnern, die Sie miterlebt haben oder von denen er erzählt hätte?
U. B. Ach Gott, er hat mir oft Sachen gesagt über Leute, die halt krank sind, die wieder haben laufen können, oder manche, die den Arm nicht hoch gebracht haben. Schwer kranke Leute. Manchmal hab ich gesehen, wenn sie mit den Krücken hierher gekommen sind, hab es mitgekriegt. Und haben die Krücken vergessen, die Krücken wirklich vergessen. Viele Sachen, die da passiert sind.

E. R. Die Geschichte mit der Herxheimer Festhalle. Wie haben Sie sie erlebt?
U. B. In der Herxheimer Festhalle waren wir zuerst oben im kleinen Sälchen gewesen, aber es waren zu viele Leute da. Deshalb sind wir in die Festhalle umgezogen. Dort haben wir gesessen und oben zwei, drei Ärzte, dann der Pfarrer und ein Reiki-Meister.

Die haben erst mal so gesprochen, haben davon geredet, wie es früher war, denn die Ärzte haben keine Heiler zugelassen. Das ist ja ganz klar.

E. R. Heute auch nicht so leicht.
U. B. Doch sie sind offener geworden. Die Ärzte, die da in der Festhalle damals dabei waren, das muss ich dazusagen, haben schon Leute zu meinem Mann geschickt. Ganz ehrlich, die haben ja mit den Jahren gesehen, dass seine Fähigkeiten nicht vorübergehend sind. Sie haben gemerkt, da ist etwas dran. Ich kann nicht sagen, dass er heute Schwierigkeiten hat, nicht mehr. Also, die stehen jetzt auf seiner Seite.

In der Festhalle damals war eine Frau, deren eines Bein bald zehn Zentimeter kürzer war. Mein Mann hat das, ohne anzufassen, bis auf drei Zentimeter gestreckt.

Danach kam noch eine Frau, die schon seit dreißig Jahren ihren Arm nicht hochgebracht hat. Als mein Mann dann (mit Händen und Augen) auf den Arm draufgegangen ist, hat man unten gehört, wie es gekracht hat. Das hat man wirklich gehört. Er hat sie aufgefordert, sie soll mal probieren, und sie hat den Arm hochgebracht. Die Ärzte haben nicht mehr gewusst, was sie sagen sollen, nicht gelogen. Sie waren fertig, das hätten die nie geglaubt.

Die Leute, die er dort behandelt hat, waren meinem Mann nicht bekannt. Dann war da noch ein Mann, glaube ich, oder eine Frau. Was die hatten, weiß ich nicht mehr. Auf alle Fälle waren es drei Leute, die er behandelt hat. Das war alles sehr erfolgreich. Die Zuschauer in der Festhalle, die sind Kopf gestanden, haben geklatscht. Was da los war, kann man keinem sagen.

Natürlich musste sich mein Mann in der Festhalle erstmal ein bissel durchsetzen, indem er gesagt hat: »Wie können Sie jetzt über mich urteilen, lassen Sie mich doch erstmal zeigen. Sie können doch nicht über mich urteilen, wenn sie gar nicht wissen, was ich mache.« So war das halt. Mein Mann kann Ihnen das noch besser erzählen.

E. R. Können Sie sich noch erinnern, wie der Zeitungsbericht war, so ungefähr?
U. B. Im Zeitungsbericht stand etwas von Scharlatanerie und Hokuspokus, so haben sie ihn herausgefordert. Deswegen hat er ja hingemusst. Das war so eine kleine Notiz in der Zeitung, mit der sie ihn regelrecht rausgefordert haben. Wäre er nicht hingegangen, dann hätten alle ja wirklich gedacht, ach, das ist sowieso ein Spitzbube. Er hat hingemusst. So war's.

E. R. Und was war danach, gab's hinterher keinen Zeitungsbericht?
U. B. Hinterher war kein Zeitungsbericht.

E. R. Ein anderes Thema. Wie ist das, kommt Ihr Mann manchmal heim und erzählt, was bei einer Behandlung jetzt gerade war? Was wissen Sie davon, wie erzählt er, was redet er?
U. B. Ach, mit Begeisterung, alles nur mit Begeisterung. Das hab ich jetzt gerade mitgekriegt hier, da immer mittwochs bei ihm geschlossen ist. Das Telefon hat geklingelt, als er in seinem Garten geharkt hat. Egal wie, ob am Ruhetag oder was, wir sind immer ans Telefon. Das hat es nie gegeben, dass mein Mann gesagt hat, nein, es ist Ruhetag, ich gehe nicht ans Telefon. Es könnte ja jemand sein, der seine Hilfe braucht. Jetzt am Sonntag ist er ins Krankenhaus gefahren, ein andermal in ein Heim. Ein

relativ junger Mann ist ins Heim gekommen. Er versucht immer zu helfen. Immer gehen seine Leute vor, seine Kunden.

E. R. Er hat mal über einen Fall von Gran Canaria erzählt. Das muss aber doch in Ihrem Haus geschehen sein?
U. B. In Gran Canaria war er einmal einkaufen. Als er zurückkam, hat er gesagt, er hat Leute kennengelernt aus Bremen. Mit denen kommen wir heute noch zusammen. Und Sie können bei ihnen auch anrufen, das sind ganz, ganz nette Leute. Die Frau hat, glaube ich, nicht mehr laufen können. Ich weiß es gar nicht mehr, was sie hatte, Fuß oder Hüftgelenk. Jedenfalls ist sie sehr schlecht gelaufen. Mein Mann hat sie darauf angesprochen. Zuerst hat sie abgewehrt, »mir kann doch niemand helfen« und so. Darauf hat er gesagt: »Aber Sie haben nicht nur Probleme mit Ihrem Bein, bei Ihnen ist noch mehr, Ihr Mann trinkt« – etwas, war er nicht wissen konnte.

Sie wurde ganz blass und hat geantwortet: »Das können Sie doch nicht …«

Daraufhin wollte sie wissen, ob sie mittags zu ihm kommen darf. Mit ihrem Mann ist sie bei uns in der Wohnung auf Gran Canaria gewesen. Von dem Tag an, an dem er ihren Mann behandelt hat, hat der Mann nie mehr was getrunken. Und sie sind glücklich, denn damals wäre es fast zur Scheidung gekommen. Wenn er da oben ist, kommen die immer, die Mutter, die alte Mutter, die war etwa 75 damals, alle miteinander kommen sie dann. Also da ist viel passiert, bei diesen Leuten. Auch mit dem Rauchen, solche, die viel rauchen, und er gewöhnt es ihnen ab.

E. R. Wie lange sind Sie verheiratet?
U. B. Wir sind jetzt im Juli in zweiter Ehe – mein Mann war ja schon mal verheiratet, und ich war schon mal verheiratet – dreißig Jahre verheiratet. Das ist auch schon wieder eine lange Zeit. Dreißig Jahre! Aber ich habe einen guten Mann.

E. R. Überlegen Sie mal, gibt es typische Situationen in Ihrer Ehe mit einem Heiler, was interessant sein könnte und mit seinem Heilberuf zu tun hat?
U. B. Es ist halt mit ihm anders. Das ist ganz klar. Wie kann ich Ihnen das jetzt erklären? Manchmal lebt er wie in einer anderen Welt. So kommt mir das manchmal vor. Da bin ich ehrlich. Ich erlebe das jetzt schon jahrelang, mir fällt das schon gar nicht mehr auf. Aber ich merke das immer wieder. Das ist anders wie normal. Es ist anders.

E. R. Ist er geistesabwesend?
U. B. Ja, ja, ist er oft, ja! Viele Sachen, die ihn halt beschäftigen, es ist schon schwierig mit so einem Mann. Er ist anders wie andere Männer, was diese Sachen betrifft. Ich kann Ihnen das so nicht direkt erklären, ganz ehrlich. Normalerweise, ich sag's Ihnen ganz offen und ehrlich, ich bin jetzt ein ehrlicher Mensch, für so einen Mann wäre es besser, wenn er zum Beispiel allein bleiben würde und nicht verheiratet wäre, weil er nur, wie sagt man, in einer ganz anderen Welt lebt.

E. R. Und daran ist man nicht beteiligt als Ehefrau, an dieser Welt?
U. B. Ich versuch's ja immer wieder, versuch's immer, ganz ehrlich. Wenn ich ihn nicht gern hätte, ihn lieben würde, könnte ich das gar nicht mitmachen. Aber, es ist schon schwierig, ist arg schwierig. Er hat's ja nur mit seiner geistigen Welt, was bei einem anderen Mann nicht der Fall ist.

E. R. Angenommen, Sie haben jetzt irgendeine Krankheit. Was macht er dann?
U. B. Toi, toi, toi, muss ich dazu sagen, bin ich ein Mensch, der bis jetzt noch nicht groß was gehabt hat. Einmal hab ich den Schlauch schlucken müssen, wegen Gastritis. Weil ich Schmerzen hatte, sagte er: »Uschi, du hast Magenschleimhautentzün-

dung, eine ganz leichte, die geht wieder weg. Ich behandle dich, und das geht wieder zurück.«

Ich hatte Angst, weil es gedauert hat. »Das geht nicht von jetzt auf nachher, muss von innen heraus ausheilen«, hat er mich beruhigt.

Aber ich hatte keine Ruhe, wollte das genau wissen. Da war er sauer auf mich, da bin ich ehrlich, war mir ein bissel böse. »Lass dir einen Termin geben, lass nachschauen.«

Ich bin dann zum Dr. Müller gegangen, der in der Festhalle dabei war. Der hat das auch selbst an mir ausgeführt mit dem Schlauch, habe alles mit ansehen können, was da war. »Frau Bullinger, Sie haben Gastritis, eine Magenschleimhautentzündung«, hat der Arzt gesagt.

»Das hat mein Mann auch gesagt. Ganz genau, was Sie sagen, hat mein Mann auch gesagt.«

Der hat mich vielleicht angeguckt.

Als ich heimkam, hatte ich meinen Wohnungsschlüssel vergessen und musste durch die Praxis laufen. Dann hab ich angeklopft, und mein Mann wollte wissen, was war: »Der Arzt hat dasselbe wie du gesagt.«

Mein Mann hat mich nur angeguckt, nichts gesagt und ist wieder ins Behandlungszimmer. Im Wartezimmer saß ein Arzt, der meinen Mann gut kennt. Als der dann behandelt war, der Arzt, kam er zu mir raus in den Garten, wo Gartenstühle und Tisch standen. »Frau Bullinger, kommen Sie doch mal einen Moment zu mir her.«

Ich bin dann hin, und er hat zu mir gesagt: »Sie waren doch gerade beim Arzt?«

»Ja!«, hab ich geantwortet.

»Ich weiß von Ihrem Mann, dass der dasselbe gesagt hat wie er auch. An Ihrer Stelle würde ich Ihrem Mann ein bissel mehr vertrauen. Glauben Sie mir«, hat er gemeint, »was Ihr Mann sagt, ist besser als ein Arzt.«

Mein Mann darf ja keine Diagnose stellen. Und dann hat er mich behandelt, öfter. Ich bin in die Praxis rein, auf die Liege, und da hat er mich immer behandelt. Und ich muss dazu sagen, als er mir dann den Druck weggenommen hat, war ich wie befreit, als ich aufgestanden bin, war alles leicht. Es war schon wunderbar. Das tut gut, wenn er einen behandelt.

Aber ich vergesse nie, wie er unserem Achim den Körper gereinigt hat. Als er dabei in seine Bauchgegend kam, war es, als ob er was rausgerissen hätte. Achim ist weggelaufen, so was haben Sie noch nicht erlebt. Er hat Angst bekommen, aber unser Achim reagiert auch gut. Wenn Achim was hat, merkt das mein Mann sofort. Auf seinen Papa reagiert er unwahrscheinlich. Das ist bei ihnen irgendwie wie Telepathie. Mein Mann weiß alles von ihm. Vielleicht kommt es daher, weil sie ein unwahrscheinlich gutes Verhältnis zueinander haben. Achim macht nichts ohne ihn, fragt ihn immer.

E. R. Wie ist das, wenn man mit einem Mann wie dem Ihren verheiratet ist?
U. B. Aber das ist jetzt nicht schlecht! Nur weiß man manchmal einfach nicht so genau, wie man sich verhalten soll.

E. R. Sind Sie ihm gegenüber befangen?
U. B. Ja, so ein bissel, ja heute noch, ganz ehrlich. Früher war ich freier. Heute meine ich gerade, ich bin in einem Käfig. Ich weiß nicht, warum. So komme ich mir vor.

E. R. Er ist nicht im Käfig, oder? Sie sind drin?
U. B. Ich, ja!

E. R. Da muss er Sie mal befreien.
U. B. Ganz am Anfang war es schlimm. Bevor wir die Gaststätte zugemacht haben, war ich immer die Chefin im Lokal, habe

eine Aufgabe gehabt. Immer waren Leute um mich rum, es war einfach toll. Um vier bin ich rüber, dann haben wir unsere Vorbereitungen gemacht, um fünf haben wir aufgeschlossen, und dann sind auch immer gleich die Leute gekommen. Ich hab's gern gemacht. Es war für mich etwas Schönes. Man hat schöne und weniger schöne Zeiten in so einem Gaststättenleben, aber überwiegend schöne. Im oberen Stock haben wir noch sieben Fremdenzimmer gehabt, also, es war genug Arbeit da. Es hat toll funktioniert. Wegen der Fähigkeiten meines Mannes haben wir das dann aufgegeben. Auf zwei Hochzeiten könne er nicht tanzen, hat er gemeint. Mein Vorschlag war, dass ich mir noch jemand dazunehme ins Lokal. Wissen Sie, es kommen ja nicht nur Frauen in ein Lokal. Und durch den Tresen, den wir gehabt haben, war man mit den Leuten regelrecht in laufendem Kontakt. Man kann doch nicht immer ein böses Gesicht machen bei den Leuten, muss doch freundlich sein. Und ich war eben ein lustiger Typ und temperamentvoll.

E. R. Eine nette Wirtin ist immer gefragt!
U. B. So war ich eben! Ich hab mich da nicht geändert, weil er das nicht will oder so. Als sich dann seine Fähigkeiten herauskristallisiert haben, war er wie erleichtert. Ich glaub, er hat unserem Herrgott gedankt, denn er war nicht geboren für ein Lokalleben. Er hat es gemacht, weil er es machen musste, von seinen Eltern aus und so. Ich glaub, es war nichts für ihn. Deswegen hab ich dann auch zugestimmt; ei ja, auf zwei Hochzeiten kann man nicht tanzen, das ist klar. Aber die ersten drei, vier Jahre hab ich darunter arg gelitten. Ich hab, ganz ehrlich, Depressionen gekriegt. Ich wollte das vorhin nicht so erwähnen, ich hab mich da ein bissel geschämt, sonst hätte ich Ihnen das gleich gesagt. Ganz ehrlich, bin mir vorgekommen, wie das fünfte Rad am Wagen. Mein Mann konnte sich mit seinen Fähigkeiten ganz seinen Leuten widmen, schon wie in einer anderen Welt …

E. R. Sie sind aus Ihrer rausgerissen worden?
U. B. Ja! Ja! Das war für mich am Anfang nicht so gut. Also die ersten vier Jahre habe ich Schwierigkeiten gehabt. Da bin ich ehrlich. Und dann, nach und nach ist es besser geworden.

E. R. Ja, aber ich meine, Sie brauchen sich ja nicht wie im Gefängnis zu fühlen!
U. B. Jetzt nicht mehr. Ich sag's Ihnen ja, jetzt ist es besser geworden, ganz ehrlich. Jetzt bin ich befreiter, kann mit der ganzen Situation ganz gut umgehen. Das war früher nicht so.

E. R. Spricht Sie eigentlich niemand darauf an, auf die Fähigkeiten Ihres Mannes?
U. B. Doch, doch, früher bin ich immer darauf angesprochen worden. Kann man mit so einem Mann leben und verheiratet sein? Das sind Sachen, auf die ich den Leuten nicht gern Antwort gebe. Es gibt auch viele, da muss man aufpassen, was man sagt.

Wissen Sie, wie ich meine? Als er die Fähigkeiten gehabt hat und ich bin einkaufen gegangen, dann hat's geheißen – ich hab oft darunter gelitten: »Ach, dem geben wir ein, zwei Jahre, dann ist das wieder vorbei« und so.

Gemunkelt und gelästert wurde, »ah, der Wunderheiler«, und lauter solche Sachen wurden geredet. Wenn wir irgendwo hingegangen sind, auf ein Fest in Herxheim oder so, hat sich jeder einen Kopf gemacht. Sonst hat sich nie jemand interessiert, aber jetzt gingen die Köpfe: »Das isser, das isser.« Das ist heute noch so; wenn wir irgendwohin gehen, werden wir immer gemustert von Kopf bis Fuß.

Letzthin war ich bei der Raiffeisenbank. Der Direktor sagt zu mir: »Frau Bullinger, vor Ihrem Mann müssen wir den Hut ziehen und vor Ihnen, wie Sie das meistern. Wunderbar«, meinte er, »Respekt!« So hört man von vielen Seiten gute Sachen. Das könne man ruhig sagen, jetzt, nach all den Jahren. »Ihr Mann ist so geblieben, wie er ist und Sie auch. Und das finden wir gut. Das ist nicht so üblich, bei manchen Leuten.«

Darauf sagte ich: »Weswegen sollten wir anders sein als andere?«

Hildegard Kern, Jahrgang 1947, Geschäftsfrau aus Rohrbach

E. R. Es ist sehr schön, dass ich heute bei Ihnen sein darf und dass Sie mir über Ihre Bekanntschaft mit Theo Bullinger berichten wollen. Bitte sehr!

H. K. Ich hab mir überlegt, wie ich Herrn Theo Bullinger kennengelernt habe, aber leider weiß ich das nicht mehr. Aber ich denke, es ging darum, dass ich viele Jahre unter starker Migräne gelitten und von ihm Hilfe erhofft habe. Ich wusste, dass er Hausmeister im Wasgau-Zentrum war und eine Gastwirtschaft betrieb. Aber eigentlich bin ich für alternative Heilverfahren sehr aufgeschlossen, zwar sehr misstrauisch, aber aufgeschlossen. Deshalb hab ich ihn in Herxheim aufgesucht. Zu damaliger Zeit hat er schon viel praktiziert. Ich weiß, dass viele verletzte Fußballer zu ihm gekommen sind, von verschiedenen Fußballmannschaften, die er dann praktisch wieder fit machen musste.

Die Wirtschaft, die er in Herxheim betrieben hat, nennt sich »Mabu«, ich glaube, sie heißt heute noch so. Mabu bedeutet »Mama ihrn Bub«. Doch als ich dorthin kam, war sie geschlossen, war zeitweise vermietet, mehr oder weniger erfolgreich. In dieser Wirtschaft im Hinterzimmer, eigentlich mehr so eine Art Garderobe kann man sagen, war sein »Büro für heilende Hände«.

Man konnte immer zu zweit oder dritt vorgelassen werden, das hat ihn nicht geniert, jedenfalls zu meiner Zeit. Meistens waren mehrere gleichzeitig bei ihm drin, es sei denn, jemand ist allein gekommen. Es hat ihn nie nervös gemacht, wenn zwei, drei Leute dabei waren, die durften auch zuschauen. Ich war ja oft bei ihm, immer mit verschiedenen Menschen, auch wegen mir selbst.

Was die Migräne betrifft, kann ich sagen, dass er mir helfen konnte, aber immer nur stundenweise, also nie für länger. Sie ist immer wiedergekommen. In dem Bereich hat es mit mir nicht funktioniert. Ich kenne verschiedene Leute, wenn er bei denen mit der Hand über den Kopf gefahren ist, haben sich ihre Haare aufgestellt und es ist ihnen ganz heiß geworden. Das konnte man auch sehen, wenn man dabei war. Bei mir war diese Wärme nicht. Aber wenn ich mit dem Rücken zu ihm gestanden und ihn nicht gesehen habe, wenn er dann mit den Händen an meinem Rücken auf Abstand eine Bewegung gemacht hat, spürte ich einen Zwang zum Hinsetzen oder Hinlegen, obwohl ich mich dagegen gewehrt und gesträubt habe. Er hat also trotzdem Einfluss auf mich gehabt. Aber ich weiß, dass er auf andere Personen auch in anderen Dingen irgendwie mehr Kräfte übertragen konnte.

Ich bin ein Typ, der Menschen beobachtet. Wenn mir eine Person aufgefallen ist, die schon lange sehr große Schmerzen hatte, ohne dass ihr ein Arzt helfen konnte, dann hab ich die angesprochen, hab sie eingeladen, mit mir zu Herrn Bullinger zu gehen. Und das war ab und an der Fall. Da vorne in der Hauptstraße wohnte eine Dame, leider ist sie schon verstorben, die hatte im Kniebereich eine richtige, halb fußballgroße Schwellung gehabt. Diese hat ihr beim Gehen unsagbare Schmerzen bereitet. Frau Bauer, so hieß sie, hat in ihrem Leben schon so viel geleistet und jetzt im Alter solche Probleme, hab ich gedacht. Vielleicht kann man die Schmerzen lindern. Dann bin ich mit ihr zum Herrn Bullinger und hab gesagt: »Gucken Sie mal, ob Sie der Frau helfen können!« Mittlerweile war ich mit ihm schon kameradschaftlich, kann man fast sagen. Was dann geschah, hab ich mit eigenen Augen gesehen.

Ohne zu berühren, hat er das Bein bearbeitet, so, als ob er auf- und abstreichelt. Und dann ist die Schwellung, diese massive Verdickung am Bein immer kleiner geworden, ist immer weiter zurückgegangen. Das sind keine Hirngespinste, das sind Tatsachen.

Weil fast jeder Mensch mit ungleichen Beinlängen lebt, hat er zuerst damit begonnen. Das hat mich fasziniert, hab mit eigenen Augen gesehen, wie das Bein, wenn's eben kürzer war wie das andere, länger geworden ist, ohne dass er die Person berührt hat. Wenn seine Kraft, seine Energie auf die Person richtig übertragen, richtig aufgenommen worden ist, dann ist das auch in der gleichen Höhe geblieben. Und das hab ich wiederholt gesehen.

Ich war mit verschiedenen Leuten dort, die Schmerzen im Kniebereich, in den Beinen, im Rücken und sonst alles Mögliche hatten, sind eigentlich immer behoben worden. Oft war es nicht für längere Zeit, also nach ein paar Wochen ist der Schmerz wiedergekommen, aber er konnte ihn dann immer wieder beheben.

Eine Haushaltshilfe, die ich hatte, konnte manchmal nicht richtig laufen. Zu Herrn Bullinger hab ich gesagt: »Ich brauche die Frau Fischer.«

»Ich weiß schon, es ist das rechte Bein«, hat er geantwortet, »bring sie nur vorbei! Bis zur Rückfahrt ist sie wieder gesund!«

Ich bin dann nach Ludwigshafen in mein Elternhaus gefahren, hab sie mitgenommen. Auf dem Rückweg hab ich sie wieder aufgelesen, da war sie gesund. Das hat wirklich zugetroffen. Frau Fischer ist jetzt siebzig Jahre alt geworden, sie hat also voll auf ihn reagiert.

Einmal hab ich eine Frau zu Herrn Bullinger mitgenommen, die durch einen Unfall behindert war. Sie hatte auch ein kürzeres Bein, und irgendwie war ein Splitter drin oder so was. Also sollten ihre Beine angeglichen werden, um die Verletzung zu beheben. Doch in dem Moment, in dem er sie behandeln wollte, hat er plötzlich gesagt, er könne ihr nicht helfen, er wisse nicht, wieso. Aber sie hätte mit dem da oben, also hat er Gott gemeint, etwas zu klären. Wenn das nicht in Ordnung wäre, könne er ihr nicht helfen. Daraufhin ist die Frau in Tränen ausgebrochen. Mit ihr bin ich nie wieder zu ihm gefahren. Womit das zusammenhängt, was Herr Bullinger gesagt hat, weiß ich nicht. Ich weiß nur, dass die Frau in dem Moment gewusst hat, was er meint.

Freunde von mir sind bei Lambrecht zu Hause. Die damals junge Frau, sie sind allerdings mittlerweile geschieden, hatte unheimlich mit Bandscheiben zu tun. Einmal waren sie in Schifferstadt eingeladen. Er hat dann bei mir angerufen und gesagt: »Hildegard, du kennst doch den Herrn Bullinger, könnte man da nicht hinkommen?« Seine Frau hätte solche Schmerzen, und sie wären auf dieses Fest eingeladen. Ich hab zugesagt, einen Termin zu machen. Dann hab ich den Herrn Bullinger angerufen. Eine Freundin von mir käme mittags gefahren, es war samstags, ob er ihr nicht helfen könnte. Sie solle vorbeikommen, war seine Antwort. Die sind dann wirklich zu ihm, und die Freundin hat abends auf dem Ball getanzt. Vorher war sie bei zig Ärzten, mit furchtbar vielen Tabletten, nichts konnte ihr helfen. Und bei ihm war nach einer Sitzung alles in Ordnung.

Ich weiß auch, dass Herr Bullinger hypnotisieren kann. Bei bestimmten Menschen ist das notwendig, um ihre Gebrechen oder ihr Weh zu heilen. Wenn er sie hypnotisiert, lassen sie ihren ganzen Kummer frei, alles, was sie so berührt, alles Negative, was in ihnen steckt. Oft brechen sie in Tränen aus und geben ihre Last praktisch her. Hinterher ist es dann gut. Oft ist es aber so, dass diejenigen sich dann genieren. Eine Geschäftsfrau, sie ist 60, aber sehr attraktiv, hat auf meine Empfehlung hin auch ihren Vater mitgenommen. Wenn man hinterher mit ihnen spricht und weiß, dass sie bei Herrn Bullinger waren und dass er helfen konnte, fangen sie an zu lachen. Man merkt, sie werden unsicher über das, was sie erlebt haben, können sich das nicht erklären, stehen nicht dazu. Also machen sie es ein bisschen lächerlich.

E. R. Verdrängen es irgendwie!
H. K. Ja, weil das irgendetwas ist, was sie nicht erklären können. Ich persönlich hab außer Migräne einmal ein geschlossenes Auge gehabt. Das kam über Nacht, ging morgens einfach nicht auf. Und ich hab dann den Arzt angerufen. Als der kam, hat er gemeint:

»Sie haben da die verkehrte Schminke!«

Doch die hatte ich schon jahrelang ohne Probleme. Ich bekam dann etwas verschrieben, aber es hat nicht geholfen. Da ist mir Herr Bullinger eingefallen. Ich hab ihn angerufen in unserem Büro drüben, hab ihm gesagt:

»Mein Auge ist zugeschwollen und ich muss ja in der Metzgerei verkaufen.« Es sei dringend und ich hätte schon alles probiert.

»Ach, mach dich nicht durcheinander, ich mach dir's auf«, war seine Antwort. Das klingt jetzt wie ein Witz, wenn man sich das anhört. Aber das Auge war innerhalb von einer Minute auf, Schminke hin, Schminke her. Es gab ein Geräusch wie ein Klack, und auf einmal war das Auge auf. Und es war gut.

Monate später ist es einer Kundin, Doris Hauck, ähnlich gegangen. Zu ihr hab ich gesagt: »Ach komm, das machen wir gleich, ich rufe den Herrn Bullinger an und dein Auge ist wieder in Ordnung.«

Gelacht hat sie darauf. »Du brauchst nicht zu lachen, ich stehe dazu«, hab ich gesagt.

Herrn Bullinger hab ich am Telefon davon erzählt. Eine Kundin sei bei mir im Laden, die hätte auch ein geschlossenes Auge, und sie lache, weil ich deshalb bei ihm anrufe. »Öffnen Sie das Auge dieser Kundin!«

Und er hat das wirklich gemacht! Das war dann wirklich so!

Ich merke, Personen, denen so was passiert, wissen das zwar, aber weil sie es sich nicht erklären können, lachen sie darüber. Und dann fällt auch kein Wort mehr drüber. Das Leiden verschwindet, als ob es nicht gewesen wäre.

Nachdem ich mehrere Leute mit verschiedenen Gebrechen zu ihm brachte, hab ich gemerkt, dass diese begeistert sind, wenn sie zurückkommen und zu Hause davon erzählen. Aber dann kommt der Einfluss von anderen, sie würden sich das nur einbilden, es sei nur Geschäftemacherei oder Hokuspokus, bis diese Einstellung schließlich überwiegt.

Ein Grund dürfte sein, dass man die Behandlung nicht durch die Krankenkasse bekommt, sondern selbst bezahlen muss. So will man nicht in sich investieren, was ich wiederum nicht verstehe. Ich denke, wenn ich Schmerzen habe und gesund werden will, dann zahle ich auch privat ohne Kasse oder irgendwas, wenn ich dann besser laufen kann und es mir besser geht. Irgendwie steckt das drin, wenn die Kasse nicht bezahlt, leiste ich mir das nicht. Ich leiste mir zwar gutes Essen, aber nichts für die Gesundheit.

Ich selbst habe immer, wenn mir jemand sympathisch war und ich ihn bedauert habe, Leute eigentlich aus Nächstenliebe zu Herrn Bullinger gebracht und finanziert. Aber zumeist hat die zweite Sitzung nie stattgefunden, wenn es auf eigene Kosten ging.

E. R. Sie haben demnach verschiedenen Leuten sozusagen eine Anschubfinanzierung für ihre Behandlung gemacht?

H. K. Genau, ja, so war's.

Meine Friseuse hat mal gejammert, sie könne den Hals nicht mehr drehen. Darauf hab ich gesagt: »Heute Mittag kommt der Herr Bullinger zu uns, komm nur mal her, der bringt es fertig, dass du ihn wieder drehen kannst!«

Sie hat zwar gelacht, aber sie ist mit ihrer 18-jährigen Tochter gekommen. Ich weiß noch, hier waren wir gesessen und da Herr Bullinger. Er müsse ja nichts beweisen, hat er gesagt, aber er helfe ihr. Auf einmal haben die eine Wärme gespürt, die in ihnen strömt, die an den Füßen anfängt und hochströmt, ob sie sich sperren oder nicht. Er hat diese Fähigkeit, dagegen kann man nichts machen. Aber es ist nicht gleich stark bei jedem, warum weiß ich nicht. Bei diesen beiden war das auch der Fall.

Mein Sohn reagiert so stark auf ihn, dass Herr Bullinger gesagt hat, egal, was ihm mal fehlt, ihm könne er bei allem helfen. Nur hält mein Sohn überhaupt nichts von solchen Sachen, sagt immer, es ist nicht Gott im Spiel, es ist der Teufel im Spiel. Das gibt's also auch. Er will nichts davon wissen. Er meint, es kann nicht gut sein, eher das Gegenteil.

Auch bei meinem Schwiegervater war das so. Er hatte verschiedene Gebrechen, und Herr Bullinger hat ihn besucht und alles in Ordnung gebracht. Der Schwiegervater hat so stark auf ihn reagiert, geglaubt, als er schon wieder weg war, er muss sterben. In seinem ganzen Körper hat es gewuselt, geschafft und gemacht, und er hat Angst, richtig Furcht gekriegt, seine letzte Stunde habe geschlagen, als Herr Bullinger fort war. Deshalb hab ich ihn wieder angerufen, hab gesagt: »Horchen Sie mal, beim Senior Kern ist es so schlimm, der meint, er muss sterben.« »Innerhalb von zehn Minuten ist das vorbei«, hat er geantwortet. Und so war es auch.

Man soll mit Blumen sprechen, heißt es. Da ist etwas dran, obwohl mancher das belächelt. Schließlich ist eine Pflanze auch ein Lebewesen. Als Herr Bullinger beim Senior Kern einen Besuch gemacht hat, waren da so zwei, drei Blumen am Hinübergehen, obwohl meine Schwiegermutter eigentlich ein Händchen für so was hatte.

»Die gehen jetzt halt auch ein«, hat sie gemeint.

»Das machen wir wieder«, hat Herr Bullinger gesagt und über den Blumen solche Bewegungen gemacht, ohne sie zu berühren. Auch Menschen hat er nie berührt. Und die Blumen haben sich aufgerichtet, waren wieder in Ordnung.

Ich erzähle alles, wie es mir gerade einfällt. Herr Bullinger war damals oft bei uns. Einmal sind wir in unseren Hof gegangen, dort haben wir verschiedene Laternen aufgestellt. Es sind ausgemusterte Exemplare von den Pfalzwerken. Herr Erlewein, der früher dort beschäftigt war, hat sie uns montiert. Eine dieser Laternen, bei der man einen Knopf drückt, dass alle Lichter angehen oder auch einzeln, die war defekt. Wir haben sehr lange versucht, sie zu reparieren, haben aufgegraben und die Leitungen überprüft, haben alles versucht. Doch niemand konnte diese Laterne zum Leuchten bringen. Alle anderen haben gebrannt, die eine eben nicht. Als Herr Bullinger in den Hof kam, es muss abends gewesen sein, sonst hätte er nichts gemerkt, hat er gefragt: »Was ist denn mit der Lampe da?«

Meine Antwort: »Die brennt schon zwei Jahre nicht. Wir haben alles probiert, sie brennt einfach nicht mehr, wir kriegen sie nicht mehr zum Brennen.«

»Ach, das haben wir gleich«, hat er gemeint, ging zur Lampe, hat so mit der Hand gemacht, und die Lampe ist angegangen.

»Du brauchst keine Angst zu haben, die geht auch nicht mehr aus«, war sein Kommentar.

Und es war wirklich so! Klar kann man sie ausschalten, aber sie brennt seitdem, diese Laterne, war wirklich nie mehr defekt.

Eine andere Sache. Wir hatten einen übergroßen Schäferhund namens Iwan. Es war so ein schwarzer und ziemlich scharf, aber nicht zu sehr, aber wir haben ja Wachhunde und keine Schoßhunde. Nach Iwan konnte man gehen, wenn der sich gegenüber einem Menschen irgendwie komisch verhielt, hat man sagen können, Vorsicht vor diesem Menschen. Mit dem sollte man sich nicht einlassen, der hat was, was nicht ehrlich ist, mit dem hat's keinen Wert. Auf Iwan konnte man sich hundertprozentig verlassen. Wenn Herr Bullinger kam, hat sich der Hund hingelegt, auf den Rücken, sich sozusagen ergeben, hat alle Viere von sich gestreckt, und er ist mit der Hand über ihn gegangen. Man hat richtig wahrnehmen können, dass der Hund die Wärme unheimlich spürt, dass sie ihm gut tut. Man hat es halt gesehen.

Unsere Hunde sind immer gut gefüttert worden, aber es gab aus der Metzgerei immer mal Abfall im Mülleimer. Einmal war ein großes Stück Alufolie drin, fast einen halben Meter, und keine dünne, sondern dicke. Aber sie hatte noch viel Fleischsaft. Irgendwie hat Iwan diese Folie aus dem Mülleimer geholt und gefressen. Uns ist das sofort aufgefallen, denn der Hund hat komisch reagiert, hat immerzu geschluckt und war ein bissel dick. Dann haben wir gemerkt, dass er die Alufolie verschluckt hat, aber er hat sie nicht rausgebracht. Der Hund war am Sterben, das ist nicht übertrieben. Damals waren wir halt noch nicht so versiert mit Hundeklinik, eher naiv, es war unser erster Schäferhund. »Ach Gott, was machen wir bloß«, dachten wir. Doch dann ist mir Herr Bullinger eingefallen, und ich wusste, wenn einer ihm helfen kann, dann er. Also hab ich ihn angerufen und ihm gesagt, unser Hund ist am Sterben, weil er in der Nacht eine große Alufolie verschlungen hat und sie nicht mehr rausbringt. Er kommt, hat er gesagt. Als er da war, hat er sich den Hund angeguckt und gemeint:

»Du brauchst keine Angst zu haben, dein Hund geht nicht ein. In einer Stunde ist alles vorbei, ich versprech's dir.«

Und wieder hat er diese Bewegungen über dem Tier gemacht. Anschließend ist er nach Hause, hat noch gesagt: »Ich verspreche dir, in einer Stunde ist alles vorbei. Das geht jetzt durch.«

Genau so war's dann auch. Der ganze Hof war verschmutzt, aber die Alufolie war raus. Es war also tatsächlich so, und der

Hund war gesund. Es ist kein Witz, ist auch nicht erfunden, das sind alles Tatsachen. Und ja, er hat eigentlich viel geholfen.

Ich weiß noch, Herr Bullinger isst gern Weißwürstel, Blutwurst und solche Sachen. In der Richtung hab ich ihm dann immer eine Freude gemacht, wenn es bei uns frische Weißwürste gab oder kleine Blutwürste.

Etwas Wichtiges fällt mir noch ein. Wir waren früher in Frankfurt bei der »Allgemeinen Fleischer-Zeitung« für einen Comcan-Service angeschlossen. Das ist eine Beratung über Kostenfragen. Von Zeit zu Zeit gab es Treffen für Schulungen und Austausch mit anderen, aber immer auf dem gleichen Niveau. Einer, der uns von dieser Einrichtung aus hin und wieder besucht hat, sein Name war Fuchs, hat dann alles angesehen, geprüft. Wenn man sich darauf eingelassen hat, war das ziemlich aufwendig. Jedenfalls war dieser Mann gerade einmal zu Besuch, als ich von Herrn Bullinger kam. Er saß mit meinem Mann in unserem Zimmer für eine geschäftliche Besprechung. Als ich hinzukam, hat er von seinen Magenproblemen erzählt, intensiven Magenproblemen, mit denen er es schon lange zu tun hatte. Auch operiert habe man ihn schon. Vor allem müsse er genau danach leben und habe trotzdem große Schmerzen. Als mein Mann mir im Beisein von Herrn Fuchs davon erzählte, hab ich gesagt: »Ach, das haben wir gleich, wir rufen den Herrn Bullinger an!«

Herr Fuchs hat mit Lachen reagiert.

»Sie brauchen nicht zu lachen, das ist schon in Ordnung«, habe ich darauf geantwortet.

Am Telefon habe ich zu Herrn Bullinger gesagt: »Wir haben gerade Besuch aus Frankfurt, ein Mann mit Magenproblemen, der schon oft operiert worden ist und trotzdem Schmerzen hat. Vielleicht können Sie ihm helfen, seine Schmerzen lindern?«

Und dann hab ich das Telefon an ihn weitergegeben. Herr Fuchs hat sich vorgestellt und mit Herrn Bullinger gesprochen.

Herr Bullinger hat ihm am Telefon erklärt, er würde sich nun in Herrn Fuchs Körper einschalten sozusagen.

»Ach Gott, bei mir fängt alles an zu wuseln, sind das Sie, ist das normal. Es krabbelt mir von den Fußspitzen bis in meinen Bauch, in meinen Magen und ganz hoch. Ich weiß gar nicht, wie's mir wird«, hat er reagiert.

Vermutlich hat Herr Bullinger ihn dann beruhigt, weil das eine Reaktion ist, dass es ihm bald besser geht und dass das auch anhält. Sie haben sich noch weiter unterhalten.

Jedenfalls, als das Gespräch beendet war, Herr Fuchs war schon eine Kapazität, ein studierter Mann, war er fassungslos, dass es so was gibt. Er hat auch gemerkt, dass das zutrifft, was der Herr Bullinger zu ihm gesagt hat.

Wir haben ihm dann die Telefonnummer aufgeschrieben, damit er in Verbindung mit ihm bleiben kann. Wenn er heimkomme, könne er das seiner Frau nicht sagen, sie denke dann, er hätte einen Schlag, einen Schatten. Aber seinem Sohn könne er vielleicht davon erzählen, wie's ihm ergangen sei, ihm sagen, dass es so was gibt.

Aber normal kann man das niemandem sagen, weil es heißt, man tickt nicht mehr richtig. Dieser Mann war wirklich eine längere Zeit mit Herrn Bullinger in Verbindung, in der er von ihm betreut wurde. Leider ist er verstorben.

Um nochmals auf Herrn Bullingers Ursprungszeit zurückzukommen, wie ich sie kenne, seine Anfangszeit sozusagen, da hatte er viele Neider. Damals kamen viele Leute zu ihm in dieses Hinterzimmer, das richtig spartanisch eingerichtet war. Man hat ihn jedenfalls angezeigt, weshalb er Probleme bekam. Ich weiß, dass bestimmte Leute in der Nachbarschaft aufgepasst haben, eben diejenigen, die ihn angezeigt haben. Irgendwie konnte er diese Dinge in Ordnung bringen.

Wenn ich bei ihm war, kamen wir oft ins Gespräch. Dann hat er von sich erzählt. Als er die Gastwirtschaft noch betrieb, gab es Schwierigkeiten mit einer Bedienung, die eines Tages nicht mehr laufen konnte. Sie habe sich den Knöchel verknackst, sagte sie. Aus Blödsinn habe er zu ihr gesagt: »Komm her, ich mach dir's weg.« Sie hat ihm dann den Fuß hingehalten, eigentlich nur aus Spaß, und er hat darüber gewischt und gesagt: »So, jetzt kannst du wieder gehen.« Und die Beschwerden waren wirklich weg, sie konnte wieder gehen. Sie hat das nicht fassen können, und er war auch ganz erstaunt.

Nach diesem Vorfall hat Herr Bullinger das wiederholt probiert. Auf diese Weise hat er gemerkt, dass er eine Gabe hat. Aber er ist eigentlich der Ansicht, dass er sie nur so lange hat, wie er sie positiv einsetzt und nicht negativ. Genauso gut könnte er sie auch im negativen Sinn einsetzen. Aber dann würde er die Gabe verlieren. Nur wenn er versucht, Menschen zu helfen, dann kann er die Gabe behalten.

Unsere engere Bekanntschaft begann vor etwa 15 Jahren. Ich hab ihn dann auch mal privat eingeladen, einmal oder zweimal. Später ist es dann irgendwie eingeschlafen.

Zur damaligen Zeit war er im Gerede, denn er arbeitete da draußen im Wasgau-Zentrum als Hausmeister. Manche hielten nicht viel von ihm, weil sie einem Hausmeister oder Wirt nicht zutrauten, dass der so was kann. »Ach, der Theo«, hieß es, und man hat seine Witzle gemacht. Zu der Zeit habe ich ihn schon näher gekannt. Wenn im Geschäft jemand so gesprochen hat, hab ich mich eingeschaltet, hab ihn verteidigt, egal, ob die dann gelacht haben oder nicht. Bei mir hat dann niemand mehr gelacht, aber auch das war mir egal, denn ich hab dazu gestanden und das auch erklärt. Ich bin niemand, der glaubt, er weiß alles besser, doch sollte man mehr Horizont haben als einen Quadratmeter. Zumal ich das ja gesehen hab, wiederholt gesehen bei anderen Leuten und persönlich bei mir auch gespürt. Wenn ich nicht dabei gewesen wäre, hätte ich auch gesagt: »Ach Gott!« Aber zumindest ansehen sollte man das, um überhaupt ein Bild zu bekommen, bevor man es als lächerlich abtut. Es ist irgendwie schade drum. Aber so ist es halt.

Gunter Schröer, Jahrgang 1967, Diplom-Sozialpädagoge aus Winden

E. R. Wir haben uns heute getroffen, damit Sie darüber berichten, wie Sie Herrn Theo Bullinger als Heiler kennen, das heißt, wie Sie ihn in dieser Hinsicht wahrgenommen haben.
G. S. Ja, zu Herrn Bullinger, wie bin ich zu ihm gekommen? Da muss ich doch etwas weiter ausholen, weil es mich doch sehr berührt hat in meinem Leben. Und zwar kenne ich den Herrn Bullinger seit meinem zehnten Lebensjahr. Zweimal im Jahr habe ich ihn gesehen, weil er Sportschütze ist, und ich bin das auch immer noch. Nur schoss ich damals bei einem anderen Verein als er. Mittlerweile bin ich auch in Herxheim. Wenn die Herxheimer nach Venningen kamen, wo mein Heimatverein war, und ich hab den Herrn Bullinger gesehen, hat mich eine unglaubliche Liebe erfasst, als Kind schon. Ich war völlig fasziniert von seinen Augen. Und wenn er weg war, konnte ich mich nicht mehr erinnern, was an diesem Tag geschehen war. Nur das Gefühl hat mich tagelang begleitet. Ich wusste, irgendetwas Schönes ist geschehen, aber ich konnte mich nicht mehr daran erinnern. Das geschah ein- bis zweimal im Jahr. So war das! Das war das Erste.

Zum Zweiten, das war 1991. Da habe ich ihn kennengelernt in seiner Tätigkeit als Heiler, auch wieder im Schießsport. Wir mussten wieder gegen Herxheim schießen, und ich hatte seit meinem achtzehnten Lebensjahr schwere Bandscheibenprobleme. Den Wettkampf gegen Herxheim konnte ich deshalb nicht bestreiten, wegen meiner Rückenprobleme. Dann kam Herr Bullinger, und ich hab gesagt: »Ah, da ist er wieder, der Mann. Da ist er ja wieder.« Da kam sofort das Gefühl wieder.

Und er hat zu mir gesagt, ich sollte mich nicht so anstellen, so schlimm wäre das nicht, was ich da hätte. Und das hat mich erzürnt. Wie kann der so was sagen, ich hab ja Schmerzen. Hat gesagt, das sei nicht schlimm, das mache er mir ruckzuck weg. Er solle die Finger von mir lassen, war meine Reaktion. Ich hab mir vorgestellt, dass er mich jetzt einrenkt. Ich dachte: »Mein Gott, so viel ich weiß, ist der Gastwirt, was will der von mir?«

Er hat ja eine sehr direkte Art, der Herr Bullinger. Ja, das ging so hin und her, die Leute am Tisch waren irritiert, auch meine Jugend war irritiert. Ich war Jugendtrainer in dieser Zeit in Venningen. Und der Theo hat da keine Ruhe gelassen, bis ich mich gestellt habe. Mit der Hand hinter meinem Rücken hat er gesagt, dass es mir jetzt ganz warm werden würde. Und ich hab zu ihm gesagt, ich sag's jetzt auf Pfälzisch: »Theo, ich merk kän Scheiß! Überhaupt nix merk ich!« In Wirklichkeit hat es aber in mir gebrannt wie ein Feuer. Ich hab es nicht zugegeben, dass es so war. Worauf der Theo zu mir gesagt hat: »Komm sei ruhig, du reagierst doch wahnsinnig. Du kannst mir nichts vormachen. Und deine Schmerzen, die lassen wir jetzt das Bein hinunterlaufen in den Boden. Dann sind sie weg.«

Und ich habe erwartet, dass er mir jetzt mit der Hand das Bein runterfährt. Das hat sich genau so angefühlt. Ich hab mich dann umgedreht, um zu sehen, was er macht. Da stand er einen Meter von mir weg und hatte aber die Hand in der Luft. Ich hab mich sofort wieder umgedreht, war völlig irritiert.

Dann hat er gesagt: »Bück dich, du wirst keine Schmerzen mehr haben!« Das hab ich mich nicht getraut. Dann hat er's noch mal gesagt. Und tatsächlich, ich hab mich bewegt, und ich war völlig schmerzfrei, war nichts mehr da. Ich war überwältigt, stumm, hab nichts gesagt, nicht mal danke schön. Und hab meine Schießklamotten angezogen und habe einen sehr guten Wettkampf geschossen, zu dem Theo scherzhaft meinte, ich hätte dich besser nicht behandelt, dann hätten wir gewonnen.

Als ich ihm dann noch mal allein begegnet bin, ich glaube, es war auf der Toilette, da hat's mich überwältigt, ich war völlig fertig und hab zu ihm gesagt: »Theo, ich hab dich schon mein ganzes Leben lang gesucht.« Warum ich das gesagt hab, weiß ich nicht. Das war wohl wegen dieser intensiven Erfahrungen – der Blick, die Augen. Die Augen, die waren es. Und er hat zu mir gesagt: »Ich weiß!«

Er zu mir: »Du legst Karten.«

»Ja, das ist richtig, Tarotkarten.«

»Du bist sogar gut!«

Lachend: »Das weiß ich nicht!«

»Du bist sogar sehr gut!«

»Das weiß ich auch nicht!«

»Aber du machst einen großen Fehler, junger Mann. Du bist hinterher immer depressiv.«

»Ja, das ist richtig. Ich weiß nicht warum.«

Er hat mir's dann erklärt, warum. Weil die Leute mich aussaugen, aber ich könnte gerne zu ihm kommen. Ich sollte ihm die Karten legen, dann würde er mich schützen, dann wäre das okay.

Ich war auf Wolke sieben und doch nüchtern zugleich. Als ich zu Hause war, konnte ich nicht glauben, was mir da passiert war, weil es vertraut und fremd zugleich für mich war. Das war ein Samstag.

Und montags bin ich gleich zu ihm gefahren, so wie er's mir gesagt hat, in seine Gaststätte zum Kartenlegen. Normalerweise sind Gaststätten montags geschlossen, ich hab nicht daran gedacht. Nur seine hat auf, er hat mittwochs geschlossen gehabt. Ich kam in die Gaststätte rein, und die Herxheimer saßen da und starrten mich an, ein Fremder. Ich hab mich hingesetzt. Dann kam seine Frau und hat gefragt, was ich will. Ich hab noch gedacht, es wäre seine Tochter, aber es war seine Frau. Etwas zu essen hab ich dann bestellt und nicht gesagt, weshalb ich hier bin. Und irgendwann kam der Theo in die Gaststätte, in kurzen Hosen und Unterhemd. Das war der doch nicht, hab ich gedacht. Doch er war's. Er hat mich sofort erkannt und gesagt: »Ah, bischt do? Ich kumm gleich!«

»Hast du deine Karten dabei? Dann leg mal los!«

Das hab ich getan, seine Frau kam dazu. Über die Inhalte möchte ich jetzt nicht reden. Beide waren platt. Aber ich hab das nicht gewusst. Sie haben sich nichts anmerken lassen, sie haben das hinterher gesagt. Theo hat gesagt: »Gut, okay, ich sehe, du kannst das wirklich. Und jetzt behandle ich dich mal, junger Mann.«

Er hat mir alles gesagt, ich sei so geschützt und könne das jetzt praktizieren.

Das war meine erste Begegnung mit dem Heilen. Ich war völlig schmerzfrei mit meinem Rücken. Ich bin seither immer bei ihm in Behandlung, nicht nur wegen meines Rückens. Aber körperlich bin ich absolut topfit, schmerzfrei.

In der Folge habe ich seine Entwicklung mitbekommen. Einmal hat er gesagt: »Guck mal, das Telefon, das läutet immer, das läutet immer.« Er könne es selbst nicht glauben. »Achtung, ich leg auf, jetzt läutet's wieder.«

Ständig riefen Leute an. Und er hat es mit Humor genommen, die Leute am Telefon behandelt. Ich wäre in so einer Situation verrückt geworden, immer klingelt das Telefon, das gibt's ja gar nicht. Ja, so ging das weiter und immer weiter. Aber hab ich gedacht: »Es ist unmenschlich, es ist unmöglich. Wie kann man das durchhalten, von morgens um sechs bis nachts elf/zwölf ohne Unterlass zu behandeln, in einer Liebe, in einer Freude, ja aus einem Selbstverständnis heraus?« Das hat mich immer sehr beeindruckt, und dass er da so normal bleibt, jede Erhöhung völlig ablehnt. Ich hätte ihn, und das ist das, wofür ich ihm ganz dankbar bin, so gerne angebetet. Aber da war er immer sehr hart zu mir, hat es richtig abgelehnt. Das hat ihn angewidert, das darf ich so sagen. Und wenn ich das nicht gemacht hab, dann hab ich die reinste Liebe bei diesem Mann gespürt. Ich solle meinen Weg gehen, ich sei schon dabei, es sei kein Problem, aber keine Götzenanbetung, so gehe das nicht. Ja, das waren die Dinge, die ich so im Ersten über den Herrn Bullinger sagen kann.

Für mich ist das, wie gesagt, schon so normal, dass der Theo Dinge tut, die als unmöglich gelten. Ich könnte wochenlang erzählen, was ich alles gesehen hab. Warum? Ich weiß, es dient einem höheren Zweck, den ich nicht kenne und bestimmt auch nicht kennen darf. Das ist meine persönliche Meinung, darüber gibt mir der Theo keine Auskunft. Meine unzähligen Fragen dieser Art bleiben unbeantwortet …

Und, man sollte nicht mit ihm wetten, er gewinnt immer. Theo hat immer recht. Es ist halt so, das weiß man auch bei uns im Verein. Wenn der Theo was Unmögliches behauptet, das kommt dann schon so, da täuscht er sich recht selten, bei lapidaren Sachen und nicht nur bei wichtigen.

E. R. Sie erinnern sich, Sie haben gesagt, Sie kennen viele Beispiele, wissen, wie er behandelt hat. Also, wenn Sie von Fällen erzählen könnten …

G. S. Da fällt mir spontan ein Fall ein, da hatte er noch seine Gaststätte. Ich saß mit seiner Frau draußen, und es kam eine ganz alte Frau mit dicken Beinen zur Behandlung, ging am Stock. Sie bewegte sich ganz schwerfällig. Nach etwa einer halben Stunde kam sie wieder heraus, aufrecht gehend, wirklich wie ein junges Mädchen und hatte ihren Stock vergessen. Es gab ein Riesengelächter. Die Frau war ganz perplex: »Ach Gott, was war denn das, das gibt's ja gar nicht, so was.« Die Beine waren sichtlich dünner. Sie hatte wohl einen Venenstau, ich weiß es aber nicht. Also das war wunderbar, wie man beobachten konnte, wie es dieser Frau gut getan hat.

Zeuge war ich auch bei seinem erzwungenen Auftritt in der Festhalle. Bei dieser Geschichte habe ich die Anfänge nur so am Rande mitbekommen. Ich wusste nur, es war ihm recht unangenehm, in die Festhalle zu gehen. Soviel ich weiß, war es der Verein für Interkunst, der ihn da, es ist jetzt eine Behauptung, in die Zeitung gesetzt hatte. So erinnere ich mich. Jetzt stand er in der Zeitung als Heiler: Ist er Heiler oder Scharlatan? Und dann konnte er nicht mehr zurück. Ein Diskussionsabend mit Frau Renate Kuntz, einer guten Kartenlegerin und Hellseherin aus Herxheim, mit Herrn Bullinger als Heiler und zwei Vertretern der Medizin.

Dann kam's zur Podiumsdiskussion in einem Nebenraum in einer kleinen Gasse in Herxheim. Auffallend war, als seine Frau und ich hinkamen, hatten wir die besten Plätze, obwohl wir sie nicht angestrebt hatten. Um das zu verstehen: Eine Menge Leute rennt in einen Raum hinein und, wie von Geisterhand geschubst, haben wir die besten Plätze. »Was ein Glück«, hab ich gedacht, »wir sitzen vorne und kriegen alles mit.« Dann kam der Veranstalter und sagte, die ganzen Straßen seien voll, die Leute könnten nicht mehr parken. Die Veranstaltung könnte in diesem Raum nicht starten, wir müssten in die Festhalle und den Hausmeister anrufen. Dann gab's grünes Licht für die Festhalle. Ich hab noch gedacht: »Oh schade, da kriegen wir keine guten Plätze mehr.« Frau Bullinger ist bei mir im Auto mitgefahren zur Festhalle. Und ein Parkplatz, direkt am Eingang, der kürzeste Weg blieb frei, man konnte das von Weitem sehen. Niemand hat dort geparkt, ich hab schon gedacht, da ist parken verboten, war aber nicht. Dort haben wir geparkt, sind in die Festhalle hinein. Und die Festhalle gefüllt bis oben hin. So erinnere ich mich zumindest daran. Und wieder waren vorne zwei Plätze frei, in der ersten Reihe. »Das gibt's doch nicht, das kann doch kein Zufall sein«, hab ich noch gedacht. »Warum ist das so?« Ich war ja ein junger Mensch damals, von 21, 22 Jahren.

In der Diskussion von Beginn an gab man dem Herrn Bullinger richtig Feuer, mit geschickten Fragestellungen, die ich, möglicherweise ist das subjektiv von mir, nicht gerade als fair empfand. Und zwar so, dass die Leute gebuht haben.

Herr Bullinger hat noch gar nichts gemacht, saß da und wurde ausgebuht. Das hat mir sehr wehgetan, weil er ja noch gar nichts gesagt hatte. So war es nicht gerecht! Man fragte ihn nach seinen Fähigkeiten. Er sei ein Heiler, kein Arzt und stelle keine Diagnosen, hat er gesagt, und manche Krankheiten seien auch karmisch. Man könnte das als eine Art Buße sehen, von oben, das wäre halt so und es sei doch fraglich, ob man da behandeln kann. So erinnere ich mich zumindest daran.

Großes Buhen und Kopfschütteln bei den Ärzten. Bei diesem pseudoreligiösen Schwachsinn könne er nicht mehr zuhören, hat einer der Ärzte gesagt, das sei ihm zu viel hier auf der Bühne.

Die Zuschauer waren zudem noch gereizt, weil Frau Renate Kuntz nicht gekommen war, obwohl sie zugesagt hatte. Da gab es die ersten Buher, jetzt erinnere ich mich wieder, genau so war das.

Ja, und dann weiß ich noch, als der Moderator gesagt hat: »So, Herr Bullinger, und nun kommt die Gretchenfrage: Würden Sie eine Behandlung hier auf der Bühne zeigen?«

Und der Theo hat gesagt: »Ja, selbstverständlich!«

»Was wollen Sie denn behandeln?«

Das wisse er nicht und: »Hat vielleicht jemand ein zu kurzes Bein. Man muss es ja auch sehen, was ich mache.« Das wäre dann sichtbar, wenn er ein Bein verlängern würde.

Stille im Saal, und dann höre ich's noch richtig klock, klock, klock, eine Frau mit Klumpfuß und Krücke lief durch den Saal. Und es war Totenstille im Raum. Dann leises Gemurmel.

Es war eine ältere Frau, die da hochging, mit ihrem viel zu kurzen Bein. Also ich schätze, es waren mindestens fünfzehn

Zentimeter. Herr Bullinger fing an zu behandeln. Die Ärzte sind nicht zu ihm, worauf ich mich hingestellt und den Ärzten bedeutet hab: »Geht hin und schaut's euch an. Schaut's euch doch an, was er jetzt macht.« Das haben sie nicht getan.

Einer der Ärzte hat verlegen zu mir gesagt, er wäre ja gesund, er müsse da nicht hin.

Und diese Frau hatte durch die Behandlung diese Beinverlängerung. Es war deutlich sichtbar. Sie selbst fand's unglaublich und war Herrn Bullinger sehr, sehr dankbar. Und da hat man gemerkt, wie viel Liebe durch diesen Mann strömt, wie er von der Bühne runtergelächelt und gesagt hat: »So, bitte schön, der Nächste!« Das weiß ich noch so gut.

Dann kam eine Frau mit einer Krankheit, weiß nicht, wie man die nennt, konnte ihren Arm nicht heben, so'n Gelenkverschleiß. Wenige Grad ging's nur hoch.

Theo hat die Hand draufgelegt, und sie konnte den Arm ganz nach oben heben, zum ersten Mal seit Jahren. So hat sie gesagt und war völlig daneben. Theo hat angemerkt, sie müsse aber noch mal kommen zur Behandlung, das bleibe jetzt nicht so, da müsse er noch etwas dranbleiben.

Ich muss dazusagen, er war zuerst sehr aufgeregt. Damals war das für mich ganz klar, dass der Theo ganz souverän da oben sitzt. Ich wollte keine Schwäche sehen an ihm. Aber jetzt weiß ich, dass es so war.

Die Stimmung schlug innerhalb von Sekunden um im Saal. Plötzlich standen die Ärzte am Pranger, mussten sich rechtfertigen. Sie konnten es nicht erklären, sie wussten nichts. Sie haben das sehr herabgewürdigt, was da geschehen war. Es war dann nicht mehr so interessant.

»War's das jetzt mit der Diskussion? Sind wir jetzt hier zum Diskutieren oder zum Heilen?« Dann kamen wieder Buhrufe. Diesmal gegen die Ärzte. Dann bekam ich etwas Angst, weil ich mich umgedreht und in die Augen der Menschen geschaut hatte. Und mich überkam das Gefühl: »Oh Gott, wie kriegen wir den Theo hier wieder raus?!« Die waren gierig, die wollten das wissen, wollten eine Behandlung haben. Aber die Leute gingen und ließen ihn in Ruhe.

Das hat mich gewundert. Hinterher waren wir essen. Er war da recht nüchtern, hat sich zwar gefreut, dass es gut geklappt hat, hat Gott gedankt, dass sein erster Auftritt so verlaufen war. Vorher hatte er Magenschmerzen, ihm war überhaupt nicht gut, das weiß ich noch.

Ich hatte das alles so abgetan: »Ach Theo, das machst doch du mit links, gell?« Das war nicht, um ihm Mut zuzusprechen, für mich in meiner Blauäugigkeit war das klar. Das konnte nicht schief gehen. Heute würde ich das anders sehen. Bei diesen beiden Heilungen war ich einer der Leute, die es gesehen haben. So war das bei den sichtbaren Behandlungen.

E. R. Waren das zwei oder drei Leute, die da behandelt wurden auf der Bühne?
G. S. Ich erinnere mich an zwei. Ich erinnere mich an den Klumpfuß, ich erinnere mich an die Frau mit der Schulter.

E. R. Ist ja auch egal. Ich hab jetzt drei verschiedene Versionen, im Kern stimmen sie alle überein, in den Details gibt es Unterschiede.
G. S. Gut, von Krebspatienten weiß ich, dass sie wieder gesund wurden. Wenn man Gespräche hört, während man im Wartezimmer bei ihm sitzt, weiß man, es sind viele Krebspatienten da. Das ist interessant. Die sagen alle das Gleiche, die Ärzte sollen sie in Ruhe lassen, sie könnten nicht mehr gesund werden, sie erwarten das auch nicht. Aber sie sind einfach schmerzfrei. Das ist das Höchste, was sie erreichen wollen. Und das gibt er ihnen. Sie möchten nur noch in Ruhe sterben. Das ist so bewegend, wenn sie das erzählen. Die sprechen so nüchtern darüber, da kommt man sich wirklich ganz klein vor. Da ist man ganz still.

Es geschehen ganz einfach auch Dinge, die nicht zu erklären sind. Wenn ich da an meine Diplomprüfungen denke. Die hab ich ihm zu verdanken. Definitiv, da gibt's gar nichts. Eine Professorin hat mich gehasst. Sie hat mir auch gleich gesagt, sie würde mich holen, ins Mündliche. Sie würde es tun. Und sie würde mir auch jetzt schon sagen, es wird nicht gut für mich ausgehen. Ja, das war so, war wirklich so. Ich war völlig fertig, meine ganze Karriere stand auf dem Spiel. Hätte ich diese Prüfung nicht gepackt, wäre ich arbeitslos gewesen. Mein Studium wurde vom Arbeitsamt finanziert, es war eine Rehamaßnahme. Als gelernter Forstwirt konnte ich wegen meiner Bandscheiben nicht mehr arbeiten. Dann Mittlere Reife, Abitur nachgemacht und Sozialpädagogik studiert. Es stand alles auf Messers Schneide. Ich hatte damals noch zwei kleine Kinder, zwei und drei Jahre alt, und wir haben vom Bafög über diese Rehamaßnahme gelebt. Das musste passen, da gab's kein Zurück, ich musste sogar noch kellnern.

Deshalb hab ich zu Theo gesagt: »Wie können Menschen so sein, warum macht die Frau das?«

Ihren Namen möchte ich nicht sagen, aber sie ist eine große Feministin in Rheinland-Pfalz und hat dort einen Lehrstuhl. In einem ihrer Seminare zum Thema Frauenpolitik war ich der einzige Mann. Sie möchte nicht, dass ich dabei bin, hat sie gesagt. Und ich darauf: »Ich hab Wahlfreiheit und möchte mir das jetzt mal anhören.«

Das war mein Todesurteil. Hab auch die Klausur nicht geschafft bei ihr, klar. Und sie hat mich dann ins Mündliche geholt.

Bei Theo hab ich geklagt. Es gebe halt solche Menschen, und ich solle mich nicht verrückt machen. Ich solle Folgendes machen: fragen, worüber sie mich prüft, und mir die Fragen aufschreiben, die ich dazu gefragt werden wolle. Ich hab gelernt und hab's so gemacht.

Er hat diese Frau fernbehandelt, sie wusste von nichts. Das kann man glauben oder nicht. Er hat mich aufgefordert: »Schau ihr in die Augen und denk an deine Fragen! Sei nicht nervös, sie wird dich genau das fragen, was du dir ausgesucht hast, was du gelernt hast. Und wenn sie gegen dich gehen möchte, wird sie verstummen, wenn du korrekt bleibst.«

»Okay, ich werde es tun!«

Ich hab alles gelernt und ging in die Prüfung. Und wie es so ist, mein Lieblingsprofessor war als Beisitzer gelost. Das gab schon mal ein gutes Gefühl. Die Prüferin hat mich schon barsch angepackt. Mein Lieblingsprofessor war da etwas irritiert, hat gemerkt, sie war bei mir anders als bei anderen Prüflingen. Ich jedenfalls hab ihr fest in die Augen geschaut und hab an meine Fragen gedacht: »Du fragst mich jetzt ganz genau das!«

Und sie hat's gemacht. Man kann sich denken, ich hab gesprudelt wie ein Wasserfall. Da war sie etwas platt. Nächste Frage. Wieder dran gedacht, ja, ich hab mir so zwei, drei Fragen gestellt.

Dann wollte sie mir eine Fangfrage stellen, das weiß ich noch: Wie sich die Grünen speziell in ihrer Nachwuchsarbeit um die Frauen kümmern.

»Das weiß ich nicht, sagen Sie es mir!«, war meine Antwort. Das weiß ich noch genau. Sie wurde ganz rot, sie konnte nichts sagen und schaute zu ihrem Beisitzer. Und der meinte: »Ich weiß es nicht, ich bin Psychologieprofessor.«

»Gut, dann lassen wir das. Sie haben ganz hervorragend gelernt, Herr Schröer, ich gebe Ihnen jetzt schon eine zwei.«

Also, ich bin rausgegangen und mir liefen die Tränen, es war wahnsinnig. So jetzt kommt noch das Beste, ich hab es dem Theo nicht zu sagen brauchen, er hat mir sogar noch gesagt, was sie mich gefragt hat.

»Ja, ja, weiß ich schon! Gell, das haben wir schon hinbekommen. Warst du auch korrekt?«

Ich hab gesagt: »Ja, ja, ich hab ja nichts verbrochen!«

Das sind solche Dinge. Jedenfalls, ich hatte mein Diplom und kann jetzt meinem Beruf nachgehen. Das wäre so alles nicht möglich gewesen. Ja, sie hat mich genau das gefragt, was ich gedacht habe.

Ich hab das schon oft mitbekommen, dass Theo das auch zu anderen Studenten gesagt hat, und hab auch schon entsprechende Rückmeldungen mitbekommen: »Genau, wie Sie gesagt haben, Herr Bullinger!«

Das ist das Schöne, wenn so was läuft. Man hat immer das Gefühl, man hat's selbst gemacht, dieses Freie, dank seiner Hilfe. Das ist das Famose, er würde es nie bei sich festmachen. Er steht darüber.

Ich wollte auch von Theo Bullinger ausgebildet werden. War klar, was er mir mit einem gütigen Schmunzeln entgegnete: »Ja, ja, ich weiß schon, was du willst. Ich sag dir gleich, das geht nicht!«

»Das gibt's doch nicht, ich kann doch so was auch!«

»Nein, das kannst du nicht. Du kannst was, aber das kannst du nicht!« (lachend) Das hat er mir gleich gesagt.

»Aber du darfst bei mir bleiben!«, hat er hinzugefügt.

E. R. Wenn man im Internet das Stichwort Geistheiler eingibt, werden einem ein paar Hundert Links angeboten. Da sind jede Menge Leute dabei, die genau das machen, was Sie eben gesagt haben, die anbieten, dass man bei ihnen Geistheilung lernen kann. Alle möglichen Leute, Frauen, Männer, bieten Kurse an. Die Preise aber stehen nicht dabei, aber die erfährt man dann, wenn man genau hinschaut. Ich muss ehrlich sagen, ich bin auch überzeugt von den Fähigkeiten des Herrn Bullinger, sonst würde ich dieses Projekt mit dem Buch nicht machen. Das ist eine wichtige Prämisse gewesen bei mir.

Aber ich bin auch der Überzeugung, dass jede Menge Scharlatane unterwegs sind.

G. S. Ich kenne auch Leute, die glauben, dass sie heilen können. Es ist schlimm. Mit schlimmen Folgen für die Menschen, die nicht wissen, was sie sich antun. Das ist meine Meinung. Das ist nicht erlernbar, das ist klar. Ich hab auch schon gedacht, mit meinen Tarot-Karten ... Aber es geht nicht, man kann es nicht lernen. Das führt aber jetzt mehr zu mir, wir sind wegen Herrn Bullinger da.

Das ist eine Gabe, das ist ganz einfach drin. Ich hab die Erfahrung machen müssen, wenn man niemanden hat, der auf einen aufpasst, kann es eine sehr lebensbedrohliche Geschichte sein. Respekt vor allen Schamanen, was die da tun. So was bleibt nicht an den Kleidern hängen, sondern am Körper. Das ist das Zerstörerische.

E. R. Fällt Ihnen noch ein anderes Beispiel ein? Die Sache mit der Prüfung fand ich spannend, weil es eine Variante ist, die wir bisher in unseren Beispielen noch nicht haben.

G. S. So, jetzt möchte ich noch von etwas berichten, was für mich schon alltäglich ist. Menschen mit Gewichtsproblemen, die ich zu Herrn Bullinger schicke, denen verkleinert er den Magen. Die können dann nicht mehr so viel essen, es geht ganz einfach nicht. Und dann nehmen sie ab.

Ich schicke Menschen zum Herrn Bullinger, wenn sie sich das Rauchen abgewöhnen wollen. Eine Heilhypnose, jetzt grad wieder ein Frau, die ewig lang geraucht hat. Eine einzige Heilhypnose, Kettenraucherin, *die Frau raucht nicht mehr*, dürfte jetzt ungefähr ein Jahr nicht mehr rauchen. Ich sehe sie hin und wieder, und sie kann sich überhaupt nicht vorstellen, nochmals anzufangen. Das merkt man richtig bei der Frau, das geht nicht mehr. Sie hat aufgehört zu rauchen ohne Gewichtszunahme. Davor haben sie ja Angst, die Raucher, dass sie immer dicker werden. Das ist ein Blödsinn, es ist vielmehr psychisch bedingt. Diese Frau hat ihr Normalgewicht behalten.

Ich schicke sehr, sehr viele Leute zu ihm. Meine Erfahrung ist, je weniger ich erkläre, desto begeisterter sind sie. Und je mehr ich auf Menschen einrede, sie sollen dahin gehen, desto geringer ist im Vergleich ihr subjektiv empfundener Erfolg. »Ja, der hat nicht viel gemacht, der hat nichts gesagt zu mir« oder: »Der hat mich halt behandelt«, heißt es dann.

Vor allen Dingen bei Schmerzen, Rückenbeschwerden, was Knochen angeht, ist es etwas Fühlbares. Das ist dann einfach weg.

Meiner Mutter beispielsweise hat er ein Fersenbein entfernt, das sie schon immer hatte. Fersenbein oder Dorn heißt das. Ich wusste das gar nicht, weil sie nie darüber gesprochen hatte. Meine Mutter ist ein zäher, leidensfähiger Mensch, sagt nicht, wenn es weh tut. Ich hab sie damals zu Herrn Bullinger mitgenommen.

»Ah, du hast da einen Fersensporn!«, hat er spontan zu ihr gesagt.

Und sie, ja, den habe sie schon immer gehabt.

»Den machen wir jetzt weg!« Dann hat er kurz den Finger auf die Ferse gelegt, und sie ist bis heute schmerzfrei. Das ist jetzt schätzungsweise sechzehn, siebzehn Jahre her.

Mein Vater, als zweites Beispiel, wurde immer ohnmächtig, weil er abgenutzte Wirbel hat, Atlaswirbel, als Bauarbeiter, Kranführer, ein sehr fleißiger Mann. Und er hatte so einen Drehschwindel, dass er oft ohnmächtig wurde. Mein Vater ist der Jagd sehr zugetan, deshalb hatten wir Angst, wenn er nachts irgendwo unterwegs ist, ohnmächtig wird, irgendwo liegen bleibt und wir wissen es nicht.

Mein Vater hält nichts von solchen Heilkünsten, das kann ich ganz klar sagen. Den Herrn Bullinger findet er sympathisch, aber er glaubt nicht an seine Heilkräfte, immer noch nicht. Und mein Vater hat ein steifes Genick – hatte, muss ich dazusagen. Denn ich hab ihn mitgenommen zum Theo und gemeint: »Jetzt geh halt mit, wie kann man nur so stur sein, du leidest doch! Tu es mir zuliebe.«

Der Theo hat ihm nur aufs Genick geschaut und eine Handbewegung gemacht.

»So, junger Mann, dreh mal jetzt dein Genick!«, hat er meinen Vater aufgefordert. Mein Vater, Jahrgang 1934 (Theo ist 1939), hat so gelächelt und hat seinen Kopf bewegt, vorher konnte er das nicht. Theo hat gesagt: »Ja, mehr! Auf, Buwi, komm, mehr bewegen, was ist denn los?« Dann hat er noch mehr bewegt.

Mein Vater darauf: »Nein, ich höre jetzt auf, ich bin doch kein Eulenkauz.«

»Du wirst auch nicht mehr ohnmächtig, du fällst nie wieder um!«, war Theos Bemerkung.

»Wenn das so ist, dann ist es ja gut«, war alles, was von meinem Vater kam. Dann war er ganz still. Ich habe meinen Vater sehr, sehr entspannt erlebt an diesem Tag, dem ging's richtig gut. Und erstens: Mein Vater hat immer noch kein steifes Genick, das kam nicht mehr zurück. Zweitens ist er seitdem nie wieder ohnmächtig geworden. Und drittens versucht er sich das so zu erklären, dass es vielleicht die Medikamente waren, die er seit Jahren genommen hatte. Die haben ja nicht die Bohne geholfen! Aber so war das.

E. R. Nimmt er keine mehr?

G. S. Nee, seit er bei Herrn Bullinger war, nimmt er nichts mehr. Glaubt wohl, dass das damals so war, dass es daran gelegen hat. Mein Vater hatte große Schwierigkeiten in den Schultergelenken, vom Bau. Jetzt kann er sich bewegen, mein Vater, ist fit, da gibt's nichts. Es gibt viele solcher Beispiele, in denen der Herr Bullinger heilend tätig ist, und die Leute tun es ab, weil sie Angst haben oder es sich einfach nicht erklären können. Der Geist sucht ja immer nach Erklärungen.

Wenn ich an unsere Schützenkollegen denke, an unsere Schützenbrüder ja, da ist es normal, dass man zwischen dem Training oder beim Kartenspielen den Theo stört und sagt: »Hier, Theo, guck dir mal meinen Finger an.«

»Moment«, her, zack, »geht's wieder?« »Ja, danke schön«, dann läuft man weiter. Der Theo macht es weg, das ist halt so. Wenn man das nicht kennt, staunt man. Aber irgendwann wird's eben normal.

Bei meinem Vater hat er das sehr gut hinbekommen. Wenn es die eigenen Eltern betrifft, ist einem das schon wichtig.

Eine der angenehmsten Behandlungen bei Herrn Bullinger ist für mich die Heilhypnose. Die nehme ich sehr gern in Anspruch. Es ist, als wenn ich ausgewechselt werde. Was mir besonders gefällt an dieser so genannten Heilhypnose, ist, ich bin bei vollem Bewusstsein und mir wird nichts, aber auch gar nichts suggeriert, was normalerweise bei einer Hypnose, zumindest bei einer Trance, ja nötig ist. Herr Bullinger verliert da kein Wort. Man legt sich einfach nur hin, mit seiner linken Hand berührt er die Fontanelle hinten, da legt er den Finger drauf, mit der linken Hand, mit der rechten Hand geht er nach oben, mit dem rechten Zeigefinger und sagt: »Da, guck mal da drauf!«

Das ist die erste Suggestion, die wörtliche. Und wenn man da drauf schaut, sagt er: »Jetzt merkst du, dass die Augen schwer werden.« Das war's dann. Dann denk ich immer: »Nein, die Augen werden nicht schwer, was erzählt er da!« Und dann fallen sie zu. Und Theo sagt: »Kannst ruhig probieren, sie wieder zu öffnen, das geht jetzt nicht.« Und ich denke dann immer: »Natürlich kann ich sie öffnen, aber ich will gerade nicht!« Und dann provoziert er weiter. »Das ist das Ungewöhnliche an der Hypnose, ich hab dir ja gesagt, du kannst sie nicht öffnen!« Dann denk ich: »Doch, ich könnte das, aber ich will es nicht, es ist gerade so angenehm.« Sein Kommentar: »Jetzt bist du gut drin!«

Und dann läuft der ganze Stress ab. Ich merke richtig, wie alles, der Stress, die Verspannungen aus dem Körper rauslaufen, wie sich alles entspannt, als würde man ganz tief und fest schlafen. Aber der Geist ist völlig wach, ich höre das Telefon klingeln, ich höre, wenn neue Leute kommen und nach Herrn Bullinger fragen. Ich bin bei vollem Bewusstsein, und der Theo kommentiert, was ich gerade im Körper empfinde: »Jetzt läuft es ab, gell?«, fragt, was man gerade empfindet.

Dann merke ich, wie der Bauch frei wird. Er: »Wird der Bauch frei, jetzt?«

Ich kenne andere Hypnosen, aus meinem Beruf, das läuft da ganz anders ab. Und er macht's quasi kontraproduktiv, im Vergleich zum Gelernten. Man spürt diese unglaubliche Energie, dieses Heilen, dieses Warme, dieses Kribbeln, das durchläuft einen von oben bis unten. Und dann sieht die Welt wieder ganz anders aus. Das ist was Schönes. Hinterher bin ich allen Dingen sehr zugewandt und kann sie so akzeptieren, wie sie sind und nicht wie ich sie gerne hätte. So entsteht ja der Stress. Und dann kann man wieder seinen gewohnten Dingen nachgehen. Das ist das Schöne bei der Heilhypnose, ohne »fühl dich leicht« oder »mach das«, gar nichts: hinlegen, Finger drauf, zack, das war's.

Meine Frau hat er übrigens schon am Telefon hypnotisiert. Das macht er öfter, wenn sie anruft. Einmal ist ihr der Hörer aus der Hand gefallen. Es ist unglaublich, am Telefon, wupp, war sie weg. Ohne ihr was zu sagen, ich hätte es ja sonst über den Lautsprecher gehört.

E. R. Sie ist aber nicht umgefallen, oder?

G. S. Nee, nee! Sie war so selig, hat ganz vergessen, dass sie telefoniert. Der Telefonhörer ist ihr runtergefallen und sie war glückselig auf dem Küchenstuhl gesessen, mit dem Telefon.

E. R. Er hat mir sehr viel über Heilhypnose erzählt, dass Leute, wenn sie nicht so zugänglich wären und Barrieren aufbauen, dass er mit der Heilhypnose eigentlich an jeden rankäme.
G. S. Ja, das ist richtig. Bei meinem Vater hat er gesagt, da wendet er sie nicht an. Ich hatte noch gedacht: »Hoffentlich bietet er ihm keine Heilhypnose an, der verträgt das nicht.« Das kann man mit meinem Vater nicht machen.

Eine Bekannte meiner Frau, die Krankenschwester ist, hat einen Sohn mit einer überflüssigen Reizleitung am Herzen, was zur Folge hatte, dass dieser junge Mann oder dieses Kind damals, es ist ja schon lange her, zwölf Jahre bestimmt, keinen Sport machen durfte. Sein Puls ging hoch, und das Herz schlug viel zu schnell. Diese Krankheiten gibt's, sie sind sehr schwer zu operieren, weil man nicht weiß, wo die Reizleitung sitzt, wo der überflüssige Reiz ist. Sie hat es damals so erklärt, es wäre, als hätte man an einer Hand acht Finger. Ich kenne den medizinischen Ausdruck dafür nicht. Auf unser Anraten ist sie mit ihrem Sohn zu Herrn Bullinger gegangen. Er hat sich den Jungen angeschaut und dann der Krankenschwester genau gesagt, die konnte ja was damit anfangen, sie soll in die und die Klinik gehen. Der Nerv würde an einer bestimmten Stelle sitzen und dort sollten sie reingehen und operieren. Genau so hat sie es gemacht. Die Operation hat nur 20 Minuten gedauert, was sensationell sein muss. Es war wirklich so, wie es Herr Bullinger gesagt hat, sie haben den Nerv durchtrennen können, das Kind war kerngesund. Und jetzt ist er deutscher Juniorenmeister im Kajak oder im Rudern und in der Nationalmannschaft, macht also sehr anspruchsvollen Sport, was vorher unmöglich war, in seiner Grundschulzeit. Diese Frau könnte man noch ansprechen. Das wäre kein Problem.

Ich selber litt lange an chronischer Bronchitis, konnte kaum noch atmen vor Schmerzen, war total erkältet, ging nicht zum Arzt. Eines Abends, es war 20 Uhr, ging ich zu Herrn Bullinger.

Er war noch in der Praxis, wie üblich, hat mich auch behandelt. Die warme Energie hat mich durchflossen.

»Junge, Junge, ab mit dir ins Bett, das ist ja eine Lungenentzündung, was du hast«, war seine Meinung.

»Ja, ich verspreche dir's, ich leg mich ins Bett.«

Er wollte dann Feierabend machen, ging aus der Praxis raus und dann war seine Frau da. Mit ihr hab ich mich unterhalten, vielleicht zwanzig Minuten lang: »Ach Gott, geht's mir gut. Vorhin hab ich gedacht, ich sterbe; ich bin ja wieder richtig gesund.«

Bin dann zu meinem Auto und hab den Hintereingang benutzt in seinem Anwesen, war froh, schmerzfrei zu sein, atmen zu können, hab mich ganz gesund gefühlt. Dann sehe ich, wie Herr Bullinger im Dunkeln irgendwelche Betonplatten aus dem Garten kratzt, heraushebt, Gehwegplatten.

»Was machst denn du jetzt da, Theo?«

»Guck dir mal den Weg an! Die hol ich jetzt alle raus, die Betonplatten, und ich pflastere alles neu.«

Und ich: »Was, jetzt um halb neun?«

Hat er gesagt: »Wann soll ich's sonst machen, hab doch keine Zeit!«

Da hat er mir leid getan. Ich musste ihm was zurückgeben: »Theo, ich helfe dir!«

»Gut, du kannst gleich anfangen!«

Dann haben wir, ungelogen, in zwei Stunden auf einem dreißig Meter langen Weg Platten abgehoben, geschottert, glattgezogen, gerüttelt, draufgelegt, noch mal gerüttelt. Um 23.20 Uhr war ein neuer Weg gepflastert, wie mit der Wasserwaage. Ich hab das noch nie erlebt, Theo hat die Platten genommen, auf den Boden gelegt, man musste nicht mehr nachklopfen. Er hat Kies genommen, ihn einfach so auf den Weg geschmissen, das war glatt, man musste nicht mehr nachziehen mit dem Brett. Steine können normalerweise so nicht fallen, wenn es irgendein anderer macht. Aber bei ihm war es so.

»Theo, was haben wir jetzt gemacht?«
Hat er gesagt: »Gell, jetzt schläfst du bestimmt gut!«
Das war alles. Und so war's dann auch!

Dokumente

Vorbemerkungen

Das Unterfangen, die Heilerfolge Theo Bullingers zu dokumentieren, kann über Fragmente nicht hinauskommen. Zu viele Jahre sind seit dem Beginn seiner Heilertätigkeit vergangen, zu viele Patienten haben ihn inzwischen konsultiert. Die Erwartung, dass er selbst der Notar seiner Heiltätigkeit sein sollte, übersieht die Tatsache, dass eine Begabung wie die seine keine Normierung und Bürokratisierung verträgt. Im Gegenteil, sie würde ihr nur schaden.

Jedoch seine Fähigkeiten und Erfolge haben sich unter den Menschen herumgesprochen und ihn auf diese Weise überall bekannt gemacht, ohne dass darüber etwas publiziert worden wäre. Nimmt man seinen Wohnort mit den Nachbarorten als Beispiel, dann wissen viele Leute etwas über seine Heiltätigkeit. Ein Freund, bei dem ich seinen Namen erwähnte, konnte gleich drei Beispiele aufzählen: Einem Tennisspieler, dessen Arm trotz vieler Arztbesuche nicht geheilt war, konnte er schnell helfen; einem 11-jährigen Mädchen, das auf dem Weg ins Skilager heftige Ohrenschmerzen bekam, konnte er durch seine Hände sofort helfen; einem Besucher, den er noch nie gesehen hatte, sagte er auf den Kopf zu, er habe eine Gallenoperation hinter sich. Der soll völlig perplex gewesen sein.

Immerhin, die vorangegangenen Kapitel enthalten viele Beispiele aus Theo Bullingers Behandlungspraxis, und zwar sowohl seine eigenen, selbst erzählten als auch die der vier Augenzeugen. Besonders spannend sind die Fälle, von denen alle berichten. Darin wird deutlich, dass sie im Kern übereinstimmen, dass aber das menschliche Erinnerungsvermögen manche Details verändert.

Die nachfolgenden Beispiele dokumentieren Heilerfolge Theo Bullingers aus der Sicht von Patienten. Diese Dokumente sind unterschiedlich einzuordnen.

Dokument Nr. 1 ist dem Internet entnommen. Es wurde dort ohne fremdes Zutun publiziert, weil der Patient die Heilerfolge durch Theo Bullinger für andere Interessierte öffentlich machen wollte.

Die schriftlichen Berichte Nr. 2 bis 8 sind entstanden, weil Patienten auf Anfrage von Theo Bullinger bereit waren, ihre Erfahrungen und Heilerfolge für diese Veröffentlichung niederzuschreiben. Diese Dokumente sind daher nicht anonymisiert.

Dokument Nr. 9 hat eine besondere Qualität, weil hier ein Arzt aus eigenem Antrieb die Fähigkeiten und Leistungen Theo Bullingers nicht nur würdigt, sondern auch um Rat und Hilfe bittet. Er hofft, von ihm lernen zu können.

Bei den Berichten Nr. 10 bis 15 handelt es sich um die aktuellsten Dokumente. Ihre Verfasser waren auf Anfrage bereit, ihre Erfahrungen mit dem Heiler Theo Bullinger für diese Sammlung an Berichten niederzuschreiben. Unter ihnen sind die Berichte Nr. 12, 14, 15 besonders detailreich.

Die Berichte wurden teilweise in ihrem Wortlaut leicht gekürzt.

(1) Internetdokument

Ein Parapsychologe

Die Leute kommen aus ganz Deutschland zu ihm, um sich helfen zu lassen. Er ist ein charismatischer Mensch. Er hat eine sehr positive Ausstrahlung und ist stets gut gelaunt. Trifft man ihn zum ersten Mal, fasst man sofort Vertrauen, auch wenn man normalerweise nicht dazu neigen würde, auf Anhieb jemandem zu vertrauen. Er hat eine parapsychologische Praxis, die ähnlich einer Massagepraxis eingerichtet ist.

Zunächst »beweist« er dem Patienten, dass er tatsächlich etwas »macht«. Man muss sich vor einen Stuhl stellen (mit dem Rücken zur Sitzfläche), und er setzt sich in etwa zwei Metern Entfernung gegenüber auf einen anderen Stuhl. Was dann passiert, kann ich euch nicht erklären. Jedenfalls ist es so, dass man nach kurzer Zeit nicht mehr stehen kann und die Knie einknicken: Schwups – plötzlich sitzt man auf dem Stuhl, der hinter einem steht. Ohne dass er einen berührt hätte! Er bringt irgendwie die Knie dazu einzuknicken. Wie gesagt, das tut er zur Demonstration, damit etwaige Zweifel ausgeräumt werden.

Meistens glättet er danach die Aura und sagt einem auf den Kopf zu, was einem fehlt. Die Beseitigung dieser Symptome erfolgt sofort. Er behandelt auf unterschiedliche Arten. Oft legt er die Hände auf, oder er macht etwas mit seinen Händen aus der Entfernung (etwa Wirbel einrenken), dann wiederum macht er eine sogenannte Heilhypnose (bei der man aber nicht weggetreten ist). Wenn er alles behandelt hat, lässt er einen aufstehen und will wissen, ob man noch etwas spürt (Schmerzen). Bei mir war es bisher immer so gewesen, dass ich mich nach seiner Behandlung so gut fühlte, dass ich hätte Bäume ausreißen können. Eine durchschnittliche Behandlung dauert zwischen 10 und 45 Minuten. Es ist unbeschreiblich, das muss man erlebt haben, um es zu begreifen.

Ich persönlich habe eine angeborene Endometriose, was bewirkt, dass ich öfter Zysten im Bauchraum bekomme. Als ich von dem Herrn hörte, fuhr ich zu ihm, um zu erfahren, ob er mir helfen kann. Und er konnte! Ich hab sogar zwei Ultraschallbilder (vorher – nachher), die das belegen. Er hat mir eine vierzehn Zentimeter große Zyste »weggemacht«, die auf natürliche Art und Weise nicht verschwinden konnte. Wäre sie geplatzt, hätte ich eine Bauchfellentzündung (akutes Abdomen) bekommen. Damit habe ich ebenfalls Erfahrungen, ich hatte bereits zwei Notoperationen deswegen. Das war aber, bevor ich ihn kennenlernte. Seitdem hatte ich keine Operationen mehr und keine Zysten. Bis vor zwei Monaten. Ich spürte, dass ich wieder eine Zyste habe (die Schmerzen verursacht, wenn sie am Bauchfell reibt oder drückt). Also versuchte ich zunächst mir selbst zu helfen (Reiki). Was auch teilweise gelang. Die Zyste wurde kleiner. Ganz verschwand sie jedoch nicht. Also fuhr ich zu ihm, um mir helfen zu lassen. Er bemerkte auch sofort, dass bei mir etwas anders ist als bei meinem letzten Besuch, der schon lange zurück lag. Er wollte sofort wissen, was ich gemacht hätte oder ob ich dachte, dass er das nicht bemerkt. Ich war platt! Er hat also gemerkt, dass ich eingeweiht bin. Zu diesem Zeitpunkt hatte ich bereits den Meistergrad (Reiki); also gehe ich davon aus, dass er die erhöhte Schwingungsfrequenz gespürt hat. Er sagte mir auch, ich sei topfit und sähe jünger aus denn je. Erst dann erzählte ich ihm, was »anders« war als beim letzten Mal und dass ich gekommen sei, damit er meine Zyste entfernt. Das tat er dann sogleich. Er zaubert sie nicht weg, aber er macht irgendetwas, was die Zyste veranlasst zu schrumpfen, bis sie verschwunden ist. Etwa drei Tage nach meinem Besuch war sie weg.

Quelle: http://www.reikiforum.de. Dieser Bericht stand bis 25.8.2006 im Internet.

(2) Brief
A. und M. K. aus H., 25. Dezember 2006, per Fax

Lieber Herr Bullinger,

zum Weihnachtsfest teilte uns unser Sohn Peter mit, dass die Werte der transplantierten Leber bei der letzten Kontrolle vor einigen Tagen sich weiter verbessert haben und bis auf einen alle im Normalbereich liegen. Sie können sich vorstellen, wie uns das freut und wie erleichtert wir sind.

Ihnen danken wir herzlich für Ihre Hilfe, die unser Sohn auch in Zukunft brauchen wird.

A. und M. K.

(3) Schriftlicher Bericht
Karin Kraus, geb. 1961, Schaidt, Mai 2007

Mein Leidensweg fing an, als ich zwölf Jahre alt war. Mit 26 Jahren ging ich zum ersten Mal zum Orthopäden. Nach dem Röntgen stellte man fest: Displasie beider Hüftgelenke.

Alle vierzehn Tage fuhr ich dann für Spritzen direkt in die Hüfte zu einem Sportarzt nach Bruchsal. Diese Tortur nahm ich über zwei Jahre in Kauf. Keine Besserung!

Ergebnis eines Besuchs bei zwei Professoren in Karlsruhe: Ich brauche zwei neue Hüftgelenke. Mein Entschluss stand jedoch fest: Keine OP! Doch ich konnte schlecht laufen und musste auf Sport verzichten. Nachts schlief ich schlecht, Seitenlage ging gar nicht.

1993 hörte ich von Herrn Bullinger. Ich ließ mir einen Termin geben. Nach zwei Behandlungen war ich schmerzfrei. Ich kann wieder normal gehen, sogar laufen (Walking) und, was sehr wichtig ist, ich schlafe gut.

Herr Bullinger konnte auch meinen Freunden und Bekannten helfen. Ich habe vollstes Vertrauen zu ihm.

(4) Schriftlicher Bericht

Familie R. aus Wiesbaden, 07. Juli 2007, per E-Mail

Wir lernten Theo Bullinger durch eine gemeinsame Bekannte kennen. Damals litt ich unter starken Rückenbeschwerden. Nach einem Besuch bei Herrn Bullinger war ein hervorstehender Wirbel, ohne dass er mich berührte, wieder an seinem Platz, und meine Rückenbeschwerden sind seitdem verschwunden. Er konnte auch meinen Mann von seinen Rückenbeschwerden befreien. Herr Bullinger drehte dabei, meinem Mann gegenübersitzend und ohne ihn zu berühren, seine Fäuste gegeneinander hin und her, so als würde er die Wirbel in der Faust festhalten, und sagte die Nummer des Wirbels. Mein Mann spürte ein Knacken in den Wirbeln, und die Schmerzen, die auch durch häufige Massage nicht in den Griff zu bekommen waren, waren weg.

Im Juni 2006 hatte sich mein Mann einen komplizierten Trümmerbruch im Schultergelenk zugezogen, der mit sechs Schrauben fixiert wurde. Die Heilungsprognosen waren schlecht, es bestand die Gefahr, dass die Durchblutung des Knochens durch den Bruch gestört würde und dem Knochen somit das Absterben drohte. Wir riefen eine Woche nach dem Unfall bei Herrn Bullinger an, und er „behandelte" meinen Mann telefonisch. Mein Mann spürte eine Wärme, und die Schmerzen im Arm ließen nach. Nach drei Tagen wurde die Sitzung wiederholt.

Acht Wochen war der Arm fixiert und durfte nicht bewegt werden. Danach musste mein Mann lernen, seinen Arm wieder zu benutzen. Die Heilung verlief sehr gut. Bereits nach einem dreiviertel Jahr hat mein Mann seine vollständige Beweglichkeit zurück, und der Bruch ist hervorragend verheilt, wie Röntgenaufnahmen ergaben. Die Ärzte waren sehr überrascht, da ein so positiver Heilungsverlauf eines derart komplizierten Bruches sehr selten sei. Wir führen dieses Resultat auf einen hervorragenden Chirurgen, die Disziplin meines Mannes und auf die positiven Kräfte von Herrn Bullinger zurück.

(5) Schriftlicher Bericht

Karl-Heinz Bergsträßer, Reinheim, Mai 2007

Kurz vor Ostern 2004 stellten Ärzte bei mir zwei Hirntumore fest. Ich klagte über ungewohnte Vergesslichkeit. Gedächtnistests verliefen negativ für mich. So kam ich nach einigen Wochen in die Röhre (Kernspintomografie). Man sagte mir, eine Operation sei ein sehr großes Risiko. Es sollte bei Beobachtungen bleiben. Bei drei darauffolgenden Untersuchungen stellten die Ärzte jeweils ein geringes Wachstum fest. Nach eineinhalb Jahren sagte man mir, die Natur ließe sich nicht aufhalten, ich solle die Monate, in denen es mir noch gut gehe, genießen.

Durch einen Tipp meiner Schwester kam es zu einem Besuch bei Herrn Bullinger. Er reinigte meinen Körper und legte mir seine Hände auf den Kopf. Obwohl ich ein kräftiges Zucken verspürte, konnte ich nicht so recht an eine Heilung glauben. Herr Bullinger sagte damals zu mir: »Sie müssen nicht an mich glauben, es hilft trotzdem.«

Nach drei Besuchen in Herxheim stand wieder eine Untersuchung in der Röhre an. Das Ergebnis war erfreulich. Die Tumore waren nicht mehr gewachsen. Jetzt glaubte ich an die Fähigkeiten des Theo Bullinger. Aber nach einigen Tagen kamen wieder Zweifel. Es könnte ja Zufall sein, und die Tumore hätten auch ohne das Zutun des Herrn Bullinger aufgehört zu wachsen. Auf Drängen meiner Familie setzte ich die Behandlung in Herxheim jedoch fort.

Im Februar 2005 plagten mich starke Rückenschmerzen. Ich vermutete, dass es die Bandscheibe war. Herr Bullinger ließ seine Finger krachen, und als er seine Hände in meine Richtung öffnete, waren die Schmerzen blitzartig weg. Von nun an hatte ich keine Zweifel mehr an Herrn Bullingers Fähigkeiten.

Im Jahr 2006 stellte mein Arzt fest, dass ich irgendwo im Körper viel Blut verliere. Eine Ultraschalluntersuchung brachte keine Befunde. Zwei Tage später war ich wieder in Herxheim. Herr Bullinger behandelte wie immer meinen Kopf. Dann sagte er: »Deine Prostata ist nicht in Ordnung!« Ich erwiderte, ich hätte doch gar keine Probleme mit der Prostata. Er legte mir daraufhin seine Hände auf, und meine Frau meinte zu ihm: »Mein Mann verliert viel Blut, und die Ärzte finden nichts.« Darauf Herr Bullinger: »Junge Frau, das mache ich gerade!«

Vier Tage später gab es erneut eine Blutuntersuchung. Bei einem Arztgespräch am Tag darauf bekam ich gesagt, dass es medizinisch nicht zu erklären sei, aber die Werte seien in Ordnung. Mein Arzt sprach dann von Verwechslung der Röhrchen und menschlichem Versagen. Ich weiß, dass Herr Bullinger das Problem gelöst hat.

Ich habe inzwischen viele Leute aus meinem Bekanntenkreis mit nach Herxheim genommen. Allen hat Herr Bullinger geholfen. Es ging um Schmerzen, die einige jahrelang hatten. Einige wollten mit dem Rauchen aufhören. Ein anderer konnte viele Dinge nicht mehr essen, er hatte einen Riss in der Galle.

Ich wünsche mir und all den kranken Menschen, dass Herr Bullinger noch lange gesund bleibt und für uns tätig sein kann. Er ist für mich ein Geschenk Gottes. Hiermit möchte ich ihm nochmals danken im Namen aller, denen er geholfen hat.

Karl-Heinz Bergsträßer und Frau Evelyn

(6) Schriftlicher Bericht
Anja Mechler, geb. 28. November 1964, Birkenau

Erkrankung am Pankreaskopf

Ende November 2000 hatte ich Schmerzen in der Magengrube und fühlte mich allgemein recht schwach. Eine Woche später war das Ergebnis da: Ich hatte einen großen Tumor auf dem Pankreaskopf (Bauchspeicheldrüse). Mein Allgemeinzustand verschlechterte sich rapide. Aufnahme in die Wachstation wegen starker Pankreatitis. Nach Stabilisierung und Regeneration OP am 18. Dezember 2000. Es wurde mit einem großen Team über neun Stunden operiert. Zwei Lymphknoten im Umfeld waren betroffen. Danach wieder Wachstation für drei Tage. Der Heilungsverlauf war zunächst schleppend. Wundheilungsstörungen über die gesamte Narbenfläche. Täglich lief über ein Liter Wundwasser über die Drainageschläuche ab. Am 5. Januar 2001 wurden die Narbenränder unter Vollnarkose gereinigt und mit Klammern versehen. Am 17. Januar 2001 wurde ich entlassen. Mitte Februar begann dann eine kombinierte Radio-/Chemotherapie.

Nach der Entlassung habe ich sofort begonnen, das Enzympräparat Wobe-Mugos zu nehmen (hat den Appetit gesteigert), und alle ein bis zwei Wochen Herrn Bullinger gesehen. Durch die große Narbe ging ich ganz gebeugt. Er hat mich jedes Mal aufgerichtet und zu dem Heilungsprozess beigetragen.

Nach der kombinierten Radio-/Chemotherapie sollte ich noch eine weitere Chemotherapie mit Gemzetabine bekommen. Diese Therapie habe ich aber auf eigene Verantwortung abgebrochen und mich ganz auf die Kräfte von Herrn Bullinger verlassen.

Es kam zu rezidivierenden Cholangitiden. Herr Bullinger war jedes Mal in der Lage, die dadurch entstandene Stauung zu lösen.

Im Darm hatte ich viele braune Stellen (Verbrennungen durch Bestrahlung). Nach einer Behandlung durch Herrn Bullinger waren meine Darmwände bei der nächsten Koloskopie wieder rosarot.

Jedesmal, wenn mein Allgemeinzustand wieder schlecht war, hat es Herr Bullinger geschafft, mich »aufzurichten«, im wörtlichen wie im übertragenen Sinne.

Die Cholangitiden sind mittlerweile fast verschwunden. Am Anfang waren es zwölf bis dreizehn pro Jahr. Jetzt sind es noch etwa zwei pro Jahr. Die Lebensqualität ist fast wieder hergestellt. Ich kann nur wegen der Narbe nicht schwer heben und tragen, bin sonst aber voll belastbar mit zwei Kindern, Hund, Haus und sogar einem stundenweisen Arbeitsplatz.

Bei der Nachuntersuchung am 18. April 2007 stellten die Ärzte fest: »Erfreulicherweise zeigt sich bei der Patientin kein Hinweis auf ein Rezidiv oder Filialisierung der Grunderkrankung.«

(7) Schriftliche Berichte
A. A. aus B.

Schmerzen in der Hüfte

Vor etwa vierzehn Jahren, also 1993, samstags gegen elf Uhr, begegnete mir zwischen Tür und Angel in einem Getränkemarkt Herr Bullinger, blieb stehen und fragte mich, was ich an meiner rechten Hüfte hätte. Das war schnell beantwortet: mehrere Monate starke Schmerzen trotz ärztlicher Behandlung, vermutlich rheumatischer Ursachenkreis.

Herr Bullinger legte spontan beide Hände um meine rechte Hüfte, was mir eigentlich peinlich war in aller Öffentlichkeit. Damals wusste nicht jeder, dass er Heiler war. Doch was dann geschah, war für mich unfassbar: Das rechte Hüftgelenk mit

Umgebung wurde »heiß«. Nach etwa drei Minuten erklärte er mir: »So gegen 15 Uhr müssten die Schmerzen vorbei sein!«

Ein Rest von Zweifel blieb bei mir bestehen. An diesem Samstagnachmittag ging ich gegen 15 Uhr in meinen Garten, um diverse Arbeiten zu verrichten. Die Schmerzen waren weg, bis zum heutigen Tag im Sommer 2007.

Überbein an rechter Hand

Bei einem Spaziergang an einem Sommerabend im Jahr 2000 traf ich zufällig Herrn Bullinger mit seinem kleinen Hund und einem Bekannten. Beim Begrüßen und Händeschütteln zuckte ich zusammen. Sofort fragte er: »Was hast du denn?« Der Grund war ganz einfach: Mitten in der Handfläche hatte ich ein Überbein, ungefähr so groß wie eine kleine Fingerkuppe. Das sollte nach fachärztlicher Meinung wegoperiert werden. Ein Arbeitskollege von mir war an beiden Händen an derselben Stelle operiert worden, einmal erfolgreich, das zweite Mal weniger erfolgreich. Das ließ mich mit einem Operationstermin zögern.

Da nahm Herr Bullinger auf einmal meine rechte Hand in seine linke und konzentrierte sich stark. Mit seinem rechten Zeigefinger massierte er etwa zwei Minuten sanft auf dem Überbein. Dabei wurde es ganz heiß. Darauf fragte ich ihn: »Meinst du, Theo, dass es verschwindet?«

»Ja, sicher, in ungefähr drei Wochen müsste das Überbein weg sein.«

In der Tat, nach drei Wochen war alles verschwunden, bis auf den heutigen Tag im April 2007.

Speiseröhre und Zwerchfellriss

An einer Tankstelle im August 2006 traf ich kurz vor 12 Uhr Herrn Bullinger. Gesprächsthema Garten. Als wir anschließend noch in seinem Garten waren, hat er mich angeschaut. »Du hast mit deinem Magen, der Speiseröhre und dem Zwerchfell Probleme!« Was ich ihm bestätigt habe. Zu meinem Erstaunen beschrieb er mir einen Riss im Zwerchfell, der beim Schlucken des Schlauchs von einem Internisten zuvor diagnostiziert worden war. Spontan drückte er seine Hand genau an die Stelle des Übels und sagte: »Jetzt schweiße ich dir das zusammen!«

Es blieb aus meiner Warte gar keine Zeit für Fragen oder Zweifel. Jedenfalls wurde es »heiß«, und nach wenigen Minuten ließ er von mir ab. Ein leicht säuerlicher Geschmack blieb mir im Munde zurück. Auf meine Frage, wie lange es dauern würde, bis ich beschwerdefrei wäre, entgegnete er, mit rund sechs Wochen müsse ich schon rechnen.

Tatsächlich war ich nach sechs bis acht Wochen, und bin bis heute im Mai 2007, sozusagen geheilt.

Zeuge einer Heilung in der Firma Hornbach

Im Sommer 2006 suchte Herr Bullinger Fliesen für seine Garage, und wir fuhren gemeinsam zur Firma Hornbach. Eine junge Fachkraft, Frau K., war uns beim Aufladen der Fliesen auf den Anhänger behilflich. Dabei hinkte sie erheblich mit dem rechten Fuß, was ich aber schon Wochen vorher bemerkt hatte.

Herr Bullinger fragte: »Was hast du denn, Mädchen?« Sie habe eine Sportverletzung (Bänderzerrung oder -dehnung), sagte sie.

Spontan bückte sich Herr Bullinger, legte für kurze Zeit beide Hände auf den Fuß der jungen Dame. Ein älterer Kollege in der Firma beobachtete uns. Bevor er sich einmischen konnte, sagte ich zu ihm: »Bitte nicht stören – er ist ein Heiler!« Seine Mimik ist nur schwer in Worte zu fassen. Auf alle Fälle dauerte das Ganze keine fünf Minuten.

Da begann die junge Frau plötzlich herumzuhüpfen, strahlte und erklärte, sie habe keine Schmerzen mehr. Mittlerweile sind über sieben Monate vergangen, und der Fuß von Frau K. ist immer noch geheilt.

Mächte und Kräfte des Bösen

Im Leben gibt es Umstände, die einen so werden lassen können, wie man nicht sein möchte. Eine Reihe von unangenehmen Ereignissen ging diesen Veränderungen voraus: Mobbing am Arbeitsplatz, unangenehme Vorgesetzte, die eigene Hilfsbereitschaft wurde durch sogenannte Freunde ausgenutzt, Enttäuschungen in der Partnerschaft. Eigentlich zu verstehen, dass sich da im Innersten aus reiner Abwehr ein wahnsinniges Spannungsfeld aufbaut, aber leider aus negativer Energie.

Genau das war der Anlass dafür, dass mich Herr Bullinger im Vorbeigehen am Dorfbrunnen in Herxheim ansprach: »Du hast mit den Schwarzen zu tun, du musst davon wegkommen!« Darüber war ich sehr verblüfft. Es folgten Gespräche und sogenannte Reinigungsprozesse bei Herrn Bullinger.

Für mich haben sich seitdem positive Welten aufgetan: geschäftlicher und privater Erfolg, innerer Friede, Zugang zu ethischen Anschauungen und die Abkehr von Unzumutbarem in allen Nuancen.

(8) Schriftlicher Bericht

Luise Schudy, Gründau, 27. Juni 2007

Am 21. August 2006 wachte ich mit leichten Bauchschmerzen auf der rechten Seite auf. Ich nahm dies aber nicht ernst und suchte keinen Arzt auf. Erst um 11.30 Uhr rief ich Herrn Bullinger an und bat um Hilfe. Er fragte mich, ob ich noch den Blinddarm hätte. Nachdem ich dies bejahte, riet er mir, den Hausarzt aufzusuchen zwecks Kontrolle. Der stellte fest, dass die Leukozyten auf 10 000 waren, und schickte mich daraufhin ins Krankenhaus zwecks nochmaliger Überprüfung.

Da ich keine typischen Anzeichen für eine Blinddarmentzündung aufwies, wollten mich die Assistenzärzte nach einigen

Untersuchungen wieder nach Hause gehen lassen. Dann wurde aber festgestellt, dass sich die Leukozyten auf 18 000 erhöht hatten. Daraufhin wurde ich stationär aufgenommen und nochmal vom zuständigen Oberarzt untersucht. Dieser entschied: sofortige OP (abends 18 Uhr). Er nahm sie auch selbst vor. Am nächsten Tag bei der Visite sagte der Oberarzt, dass es höchste Zeit gewesen war, da der Blinddarm sehr reif war.

Herr Bullinger hat mir durch den Rat, meinen Blinddarm untersuchen zu lassen, das Leben gerettet. Ich wäre wahrscheinlich an diesem Tag zu keinem Arzt gegangen. Ich möchte mich hiermit noch einmal herzlich bei Herrn Bullinger bedanken und ihm sagen, dass mein Ehemann und ich großes Vertrauen in ihn haben.

(9) Brief

Dr. med. K. aus R. in Norddeutschland, 23. April 2007[37]

Dieser Brief bezieht sich auf eine gemeinsame Patientin, die wegen anhaltender intensiver Schmerzen seit September 2004 bei Herrn Dr. K. in Behandlung war.

Sehr geehrter Herr Bullinger!
Sie hatten vor einigen Wochen unsere gemeinsame Patientin Frau B. aus H. behandelt. Diese Behandlung hatte eine völlige Schmerzfreiheit bis jetzt zur Folge. Frau B. konnte die Opiatbehandlung ausschleichend beenden und ist weiterhin schmerzfrei.

Frau B. litt unter schweren chronischen generalisierten Schmerzen des Haltungs- und Bewegungsapparates im Sinne einer Fibromyalgie laut rheumatologischer Terminologie. Sie

37 Der Brief dieses Mediziners wird hier aus datenschutzrechtlichen Gründen anonymisiert.

war bei mehreren Fachkollegen, auch in einer Schmerzklinik ohne Besserung der Beschwerden behandelt worden.

Ich behandelte Frau B. seit dem 29. September 04 mit Methoden der manuellen Medizin (Chirotherapie), verschiedenen krankengymnastischen, einigen osteopathischen Techniken und der craniosacralen Therapie nach Dr. Upledger. Zusätzlich behandelte ich sie medikamentös nach schulmedizinischen Leitlinien für Fibromyalgie. Nur unter Einsatz von Opiaten, Antidepressiva, nicht steroidalen Antirheumatika wurde das Leben von Frau B. erträglich.

Obwohl ich mich sehr um Frau B. mit ihren chronischen Schmerzen und dem daraus resultierenden Leid kümmerte, indem ich ihr (und vielen anderen Schmerzpatienten) viel Zeit mit Zuhören, Nachfragen und Fachliteraturrecherche widmete und auch viel Zeit für manuelle Behandlungstherapien aufwendete, bewirkte ich nur mäßige Besserungen. Ich bin tief betroffen über meine Unzulänglichkeit als Therapeut und glücklich über die Hilfe, die Sie Frau B. zuteil werden lassen konnten.

Ich habe mich in den Jahren meiner beruflichen Tätigkeit als Allgemeinarzt ständig weitergebildet, insbesondere in manuellen Behandlungstechniken in dem Wunsch, möglichst Selbstheilungskräfte im Sinne einer Normalisierung der gestörten Autoregulation zu fördern.

Nach dem beeindruckenden Behandlungserfolg bei Frau B. habe ich den starken Wunsch, meine therapeutischen Fähigkeiten weiterzuentwickeln mit Hilfe von Methoden, wie Sie sie so wirkungsvoll anwenden. Ich möchte Sie herzlich bitten, mir mit Ihrem Rat zur Seite zu stehen, welche der von Ihnen angewandten Behandlungsmethoden zu lernen für mich sinnvoll wären. Die nächste Frage wäre, ob ich bei Ihnen an entsprechenden Kursen teilnehmen könnte oder ob Sie mir Kurse empfehlen könnten. Ich wäre Ihnen sehr dankbar, wenn Sie meine Anfrage beantworten würden.

(10) Schriftlicher Bericht

Horst Labrenz, Neustadt/Weinstraße, 04. Februar 2009, per Fax

Ich hatte ein Ösophaguskarzinom, das auf die Speiseröhre drückte, so dass ich fast nicht mehr schlucken konnte. Von 21. bis 26. Oktober 2008 war ich für Chemo- und Strahlentherapie im Klinikum Mannheim, anschließend Wochen mit jeweils fünfmal weiterer Bestrahlung. Diese habe ich nicht gut vertragen. Ab 18. November war ich wieder für eine Woche in der Klinik, anschließend drei Wochen Strahlentherapie, wieder fünfmal pro Woche.

Am 14. November 2008 war ich zum ersten Mal bei Herrn Bullinger und habe darauf die zweite Chemo gut vertragen. Anfang Dezember war ich noch zweimal bei Herrn Bullinger.

Am 16. Dezember 2008 ergaben CT sowie Speiseröhrenspiegelung, dass der Tumor geschrumpft war. Danach konnte ich wieder alles essen und habe bis 18. Januar 2009 fünf Kilo zugenommen.

Vom 26. bis 30. Januar nochmals fünf Tage Chemotherapie und Bestrahlung, die mir nicht gut bekommen sind; ich habe dabei wieder drei Kilo abgenommen.

(11) Schriftlicher Bericht per E-Mail

Frau M. Bumb, Obermoschel/Pfalz, 07. Februar 2009

Meine Familie ist vor dreizehn Jahren zum ersten Mal mit Herrn Bullinger in Kontakt gekommen. Mein jüngster Sohn hatte einen neurologischen Tick, der von Fachärzten der Uniklinik Mainz diagnostiziert wurde. Er zog die Nase so stark ein, dass sie fast verschwand und blinzelte ununterbrochen. Er konnte kaum mehr dem Unterricht folgen. Die Ärzte verwiesen uns zur Operation nach Köln.

Unsere letzte Hoffnung war Herr Bullinger. Unser Sohn stellte sich ihm vor, und Herr Bullinger sagte sofort, dass mein Sohn nur eine Niere hätte und dass er das andere auch in den Griff bekäme. Christopher verließ die Praxis, und schon im Auto auf der Heimfahrt war der Tick weg.

Meine Mutter begleitete uns. Sie stand dem Ganzen skeptisch gegenüber. Herr Bullinger sagte: »Warum haben Sie einen Gummistrumpf an? Und zudem haben Sie eine neue Hüfte.« Meine Mutter war perplex. Sie sollte auf Anweisung des operierenden Arztes lebenslang einen Gummistrumpf tragen. Herr Bullinger behandelte sie und sagte, ab jetzt sei das Wasser aus dem Bein, sie brauche nie wieder einen Gummistrumpf. Bis heute kann der Arzt sich diese Heilung nicht erklären.

Herr Bullinger begleitete sie bei einer weiteren Hüftoperation und zwei Knie-OPs. Telefonisch nahm er mit ihr im Krankenhaus Kontakt auf. Ihr ging es nach jeder Operation recht schnell gut, sie war immer schneller auf den Beinen als die anderen Patienten. Einem chinesischen Arzt erzählte sie von Herrn Bullingers Fähigkeiten. Er sagte, dass es Menschen mit diesen Fähigkeiten gebe.

Mein Mann hatte mehrere Zusammenbrüche mit Hyperventilationstetanie und Burn-out-Syndrom. Ich fuhr ohne Termin zu Herrn Bullinger und meistens ging es ihm bald wieder besser. Einmal hatte er einen Anfall, da rief meine Mutter Herrn Bullinger sofort an. Mein Mann sprach mit ihm und ging zurück in sein Büro und konnte ohne Probleme weiterarbeiten.

Vor zehn Jahren hatte ich eine sehr große Zyste am Eierstock. Sie sollte operiert werden, da sie trotz Medikamenten immer wieder kam. Herr Bullinger legte die Hände auf meinen Unterleib; drei Tage danach hatte ich noch ein schlimmes Brennen im Unterleib. Mein Frauenarzt dachte bei der Ultraschalluntersuchung, dass sein Gerät kaputt sei.

Oft rufe ich Herrn Bullinger an, wenn es mir schlecht geht. Er hat mir viele Jahre seelisch geholfen, als ich meine an Alzheimer erkrankte Schwiegermutter betreute. Ich konnte ihre Bösartigkeiten nur mit seiner Hilfe ertragen.

Meine Augenärztin hat auch mit ihrer Mutter Herrn Bullinger konsultiert. Sie waren beide mit der Behandlung sehr zufrieden. Sie glauben an seine Fähigkeiten.

Zurzeit habe ich große Knieprobleme. Die Ärzte konnten mir kaum helfen. Nach dem Urlaub habe ich Herrn Bullinger im Januar besucht. Ich konnte, ohne zu humpeln, aus der Praxis laufen. Das hat kein Arzt geschafft, dass ich ohne Schmerzmittel laufen kann.

Er hat die schlimme Entzündung ohne Kortisontherapie mit seinen Händen behandelt. Das Wasser war abends auch schon aus dem Knie, und ich kann zurzeit schon die Treppen hinabsteigen. Hinauflaufen ist noch schmerzhaft. Ich werde ihn noch einmal anrufen müssen.

Bekannte von uns waren bei Herrn Bullinger in Behandlung. Er befreite sie von ihren Beschwerden. Der Mann sagte ihm, dass er nun zu seinem Pferd müsse, das ihm Probleme mache. Er behandelte das Pferd und sagte, das Pferd werde jetzt wieder ohne Probleme zu verladen sein. Herr L. hatte ihm nichts von dieser Sache erzählt.

In unserem Dorf lebt eine Bauernfamilie, die oft zu Herrn Bullinger fährt. Sie erzählten ihm, dass ihre Kuh eine Euterentzündung hätte. Herr Bullinger nannte ihnen den Stellplatz ihrer Kuh und meinte: »Wenn ihr heimkommt, braucht ihr den Tierarzt nicht mehr!« Die Familie erzählt heute noch davon.

(12) Schriftlicher Bericht per E-Mail

Marion Collath aus Norddeutschland (in der Nähe von Bremen) über ihren Sohn Jannis, 12½ Jahre, von diesem gelesen und genehmigt

Der Krankheitsverlauf

Es begann alles im Dezember 2007, am Wochenende nach Nikolaus. Zu dem Zeitpunkt grassierte in unserer Region eine heftige Magen-Darm-Grippe. Jannis musste sich in der Nacht von Samstag auf Sonntag einmal übergeben, bekam leichtes Fieber. Am Montagnachmittag ging es ihm schon wieder recht gut, sodass er am Dienstag zur Schule fuhr.

Am Dienstagvormittag rief die Schulsekretärin bei mir auf der Arbeit an: »Ihrem Kind geht es nicht gut, bitte holen Sie es ab.«

Besuch beim Kinderarzt: Er meinte, die Grippewelle habe es in sich, man müsse Geduld haben. Wenn es nicht besser werde, sollten wir wiederkommen. Jannis fühlte sich weiterhin schlapp und kraftlos.

Erneuter Besuch beim Kinderarzt: Auf Nachfragen des Arztes sagte Jannis, dass er ein wenig Bauchweh habe. Es wurden ein paar Tropfen Blut aus der Fingerkuppe entnommen und untersucht. Wir sollten uns noch kurz ins Wartezimmer setzen. Nach etwa zehn Minuten meinte Jannis: »Mir ist ganz komisch!« Oje – schnell zur Toilette. Doch so weit kam er nicht. Er riss die Augen weit auf, seine Pupillen waren riesig, und murmelte: »Ich kann gar nichts mehr sehen …« Dann fiel er in Ohnmacht. Aufregung in der Arztpraxis. Beine hoch legen, Pulskontrolle. Nach einer ganzen Weile erst kam Jannis wieder zu sich. Sein Blutdruck war sehr niedrig.

Die Blutuntersuchung hatte keine erhöhten Entzündungswerte ergeben. Der Kinderarzt erklärte, manche Kinder – überwiegend Mädchen – bekämen in dem Alter Kreislaufschwierigkeiten, wenn sie zu schnell wachsen. Er verschrieb Jannis Kreislauftropfen und empfahl darauf zu achten, dass er genug trinkt.

Jannis nahm in den nächsten Tagen diese Kreislauftropfen und trank genug. Aber er war weiterhin sehr müde und kraftlos, ihm war oft schwindelig, und er sah sehr blass aus. An einen Schulbesuch oder gar Fußballspielen war nicht zu denken.

Da keine Besserung der Beschwerden eintrat, wieder ein Besuch beim Kinderarzt: Er gab uns jetzt eine Überweisung für das Krankenhaus, da er eine Blinddarmentzündung ausschließen wollte.

18. Dezember 2007

Ambulante Aufnahme in der chirurgischen Ambulanz im Krankenhaus im Nachbarort: Blutabnahme, Infusionen und Ultraschall des Bauchraums. Eine Blinddarmentzündung konnte nicht festgestellt werden, auch eine Meningitis wurde ausgeschlossen. Da Jannis aber offensichtlich in einem schlechten Allgemeinzustand war, empfahl man uns, ihn für weitere Untersuchungen in die nächstgelegene Kinderklinik zu bringen.

18. bis 20. Dezember 2007, Aufenthalt in der Kinderklinik

Beim Aufnahmegespräch berichteten wir von seinen Allergien (Heuschnupfen, Asthma usw.) Wir wurden gefragt, ob er mal schwerere Verletzungen hatte, was wir verneinten, aber uns fiel ein, dass er am Nikolaustag gestürzt war. Ob es damit etwas zu tun haben könnte? Nein, das könne nicht sein.

Es folgten Blutabnahme, Infusionen, Virustests, Schellong-Test, EKG – ohne Befund. Im Entlassungsbericht stand, dass die Ärzte von einer »orthostatischen Dysregulation nach Virusinfekt« ausgingen.

Über Weihnachten und den Jahreswechsel ging es Jannis einigermaßen gut. Es waren Schulferien. Er schlief viel.

8. Januar 2008

Es war erst der zweite Schultag nach den Weihnachtsferien, als die Schulsekretärin mich wieder in der Arbeit anrief: »Ihrem Sohn geht es nicht gut. Er sieht so aus, als ob er jeden Moment in Ohnmacht fällt. Bitte holen Sie ihn ab.«

Jannis hatte ein wenig Schnupfen und Husten. Der nächste Infekt?

9. Januar 2008

Jannis fiel am Abend in Ohnmacht. Es dauerte sehr lange, bis er wieder zu sich kam. Ich war sehr beunruhigt und rief den Notdienst habenden Arzt an. Der kam nach etwa einer halben Stunde, kontrollierte den Blutdruck und den Blutzuckerspiegel. Der Blutdruck war noch ein wenig niedrig, aber seiner Meinung nach in Ordnung. Die Blutzuckerwerte waren o.k. Der Arzt empfahl darauf zu achten, dass Jannis genug trinkt. Darauf achteten wir schon seit Dezember letzten Jahres, daran konnte es nicht liegen.

Als der Arzt wieder weg war, klagte Jannis über Ohrgeräusche.

10. Januar 2008

Wieder ein Besuch beim Kinderarzt. Er gab uns eine Überweisung zum HNO-Arzt, der das Gleichgewichtsorgan untersuchen sollte, und eine Überweisung zur Magnet-Resonanz-Tomographie (Kopfbereich). Die MRT-Bilder sollten wir dann mit einem Neurologen besprechen.

Jannis konnte inzwischen nicht mehr ohne Hilfe gehen. Er kippte immer so seltsam zur Seite weg, konnte sein Gleichgewicht nicht halten. Er war nach wie vor völlig kraftlos und müde, er schlief viel. Ihm war schwindlig, und er sah doppelt. Schmerzen hatte er nicht.

15. Januar 2008

Termin beim HNO-Arzt. Das Gleichgewichtsorgan wurde getestet – ohne Befund.

»Das Kind hat ja überhaupt keine Körperspannung«, bemerkte der HNO-Arzt und empfahl eine Untersuchung durch einen Neurologen.

17. Januar 2008

Termin zum MRT in einem 55 Kilometer entfernt gelegenen radiologischen Versorgungszentrum. Es wurde ein MRT des Kopfes durchgeführt, das nach Spritzen eines Kontrastmittels wiederholt wurde. Die Bilder wurden anschließend mit einer Ärztin besprochen. Sie hatte keine Auffälligkeiten feststellen können, also keine Tumore oder helle Flecken, die auf eine MS-Erkrankung hinweisen würden.

Dann fragte sie: »Seit wann geht Ihr Kind so komisch?« Die Ärztin meinte, es sei unverantwortlich, uns so nach Hause zu schicken. Jannis hatte deutliche Gangstörungen. Die Ärztin wollte gern noch die Wirbelsäule untersuchen, es wäre gerade ein Platz frei geworden, weil ein anderer Patient abgesagt hatte.

Auch diese Bilder wurden anschließend noch zusammen mit einem zweiten Arzt besprochen. Zum Glück konnten keine Auffälligkeiten festgestellt werden.

Aber was fehlte ihm dann? Die Ärztin meinte, im Frühjahr kämen manchmal Patienten mit Verdacht auf Schlaganfall. Es würde sich dann aber herausstellen, dass ein Virusinfekt dafür verantwortlich wäre. Um das feststellen zu können, müsse eine Lumbalpunktion vorgenommen werden.

Noch am gleichen Tag Besuch beim Neurologen: Den Termin beim Neurologen hatten wir eigentlich erst eine Woche später. Aber so lange wollten wir nicht mehr warten. Wir waren wegen der Gangstörungen sehr beunruhigt. Jannis ging so, als hätte er eine spastische Lähmung.

Der Neurologe ließ zunächst ein EEG (Messen der Hirnströme) schreiben und testete anschließend die Reflexe – beides ohne Befund. Er fragte, ob Jannis vielleicht Probleme in der Schule habe.

Als wir abends endlich wieder zu Hause ankamen, rief der Neurologe an: Es könne sein, dass Jannis unter Elektrolytstörungen leidet, wir hätten ja berichtet, dass er im Dezember einen Virusinfekt hatte. Der Neurologe empfahl dringend, Jannis ins Krankenhaus zu bringen.

18. Januar 2008

Rücksprache (telefonisch) mit dem Kinderarzt: Wir berichteten, dass die Untersuchungen ergebnislos geblieben seien. Ich fragte, ob es sein kann, dass Jannis einfach nur eine Blockade in der Wirbelsäule hat, vielleicht vom vielen Liegen? Vor ein paar Jahren war er mal beim Orthopäden, weil er über einen längeren Zeitraum über Schmerzen im Fuß klagte. Der Orthopäde hatte eine Blockade im unteren Bereich der Wirbelsäule festgestellt, die er bereits nach einer Behandlung lösen konnte.

Nein, das könne nicht sein. Der Kinderarzt erklärte, er habe mit der Ärztin aus dem radiologischen Versorgungszentrum gesprochen. Er vermute, dass mehr dahinter stecke. Er empfahl, die Symptome, insbesondere die Gangstörungen, in einer größeren Kinderklinik abklären zu lassen.

18. Januar bis 1. Februar 2008

Zwei Wochen Aufenthalt in der Kinderklinik: Wir berichteten den bisherigen Krankheitsverlauf, wiesen auch darauf hin, dass Jannis im Dezember gestürzt war, und fragten, ob es damit etwas zu tun haben könnte. Nein. Wir hatten im November einen neuen Wollteppich auf dem Flur verlegt, der an die Kinderzimmer angrenzt. Wir fragten, ob es sich bei den Symptomen um eine allergische Reaktion handeln könne. Nein, das könne nicht sein.

Es wurde eine Lumbalpunktion durchgeführt. Beim ersten Versuch kam keine Flüssigkeit, sodass noch mal gestochen werden musste. Jannis hatte starke Schmerzen. Eine Schwester hielt ihn fest und »bog« ihn, damit die Ärztin an die Lendenwirbelsäule herankam; er bekam später große blaue Flecken an den Armen.

Diesen Eingriff hat Jannis schlecht vertragen. Er hatte tagelang Brechreiz, es kam nur noch gelbe Galle hoch. Er litt unter starken Kopfschmerzen. Er bekam Infusionen und zwei verschiedene Schmerzmittel, bis er sich nach einer Woche einigermaßen erholt hatte.

Mein Mann und ich blieben in der ersten Woche abwechselnd bei Jannis über Nacht im Krankenhaus. In der zweiten Woche wechselten wir uns nachmittags mit den Besuchen ab.

Es wurden weitere Untersuchungen/Tests durchgeführt: Blutuntersuchungen, EEG (Hirnströme), EKG, Ultraschalluntersuchungen des Herzens und des Bauchraumes, Röntgen des Oberkörpers, Testen der Nervenleitfähigkeit, Lungenfunktionstest (wegen seines Asthmas) – alles ohne Auffälligkeiten. Lediglich die Nervenleitfähigkeit am rechten Bein war ein wenig verringert, das könne aber durch einen Schlag beim Fußballspielen verursacht worden sein. Die Lumbalpunktion hatte ebenfalls keinen Befund ergeben.

Er bekam noch im Krankenhaus Krankengymnastik und sollte sich mit einer Psychologin unterhalten.

Nach Ablauf von zwei Wochen sagte man uns, dass man für Jannis zurzeit nicht mehr tun könne. Sein Allgemeinzustand habe sich deutlich gebessert, die Diagnostik sei abgeschlossen. Er solle zur Schule gehen und wegen der Gangstörungen Krankengymnastik machen. Er solle außerdem regelmäßig ein Abführmittel nehmen, seine Darmmuskeln seien ein wenig träge. Wir sollten nach vier Wochen zu einer Verlaufskontrolluntersuchung mit ihm wiederkommen.

Die nächsten Wochen zu Hause

Am 1. Februar 2008 wurde Jannis nach Hause entlassen. Jannis fühlte sich nun nicht mehr schlapp und schwindelig, aber er konnte immer noch nicht ohne Hilfe gehen. Wir fühlten uns ein wenig wie ins kalte Wasser geworfen.

Wir telefonierten mit der Klassenlehrerin und informierten sie, dass ein Kind in die Schule kommt, das Hilfe beim Gehen braucht und jemanden, der seinen Schulranzen trägt. Die Klassenlehrerin hatte die Klasse gut vorbereitet. Es wurde ein »Schulranzen-Tragedienst« organisiert. Als ich Jannis am 5. Februar 2008 mit dem Auto zur Schule brachte, wartete auf dem Parkplatz bereits ein Mitschüler auf ihn und half. Alle waren sehr nett. Die Schule tat Jannis gut. Nach so langer Zeit zu Hause und im Krankenhaus kam ein Stück Normalität zurück. Endlich sah er seine Freunde wieder. Er hatte eine Menge zu erzählen.

Wegen der Gangstörungen konnte er nicht wie die anderen Schüler mit dem Bus fahren. Also brachte ich ihn morgens hin, bevor ich zur Arbeit fuhr. Ein Taxi brachte ihn mittags nach Hause, der Fahrer trug seinen Schulranzen sogar bis ins Haus. Die Kosten für das Taxi übernahm der Landkreis, nachdem wir einen Antrag auf »Schülerbeförderung wegen einer vorübergehenden körperlichen Behinderung« gestellt hatten.

Jannis bekam vom Kinderarzt Rezepte für Krankengymnastik/manuelle Therapie. Beim ersten Besuch in der Praxis sagte die Heilpraktikerin/Osteopathin: »Jannis, du siehst ja so gestaucht aus!« Sie fragte, ob er mal gefallen sei. Ja, das war er. Im Dezember, am Nikolaustag war er morgens spät dran. Er hatte sich mit den Sachen aus seinem Nikolausstiefel beschäftigt und fast den Schulbus verpasst. Er musste rennen und war gestürzt. Dabei war ihm der Schulranzen in den Nacken gefallen. Das war aber nicht so schlimm, meinte er. Er war an dem Tag trotzdem zur Schule gegangen. Mittags waren uns kleine Schürfwunden auf der Nase und den Fingern aufgefallen. Die Heilpraktikerin stellte weitere Fragen, die mich zunächst ein wenig verwunderten. Wie sich später aber herausstellte, war sie auf der richtigen Spur.

Jannis bekam zehnmal manuelle Therapie, die aber keine deutliche Besserung brachten. An einem Tag saßen sogar sechs Therapeutinnen um ihn herum und behandelten ihn gleichzeitig. Alle waren sehr bemüht um ihn.

Ein Nachbar, der vor längerer Zeit eine Hüft-OP hatte, lieh ihm Gehhilfen. Jannis freute sich darüber: Jetzt konnte er sich ohne fremde Hilfe fortbewegen. Die Krankengymnastinnen zeigten ihm den richtigen Umgang mit den Gehhilfen. Jannis kam ganz gut klar. Er hatte sich inzwischen daran gewöhnt, dass er nicht richtig gehen konnte. Weihnachten 2007 hatte er einen Gutschein für einen Schlagzeug-Schnupperkurs bekommen. Dann spielt er halt Schlagzeug anstatt Fußball.

Aber das konnte doch nicht so bleiben! Ein Zwölfjähriger, der mal Fußball gespielt hat, und jetzt nicht mehr ohne Hilfe gehen kann? Wie sollte das weitergehen? Er selbst machte sich natürlich Gedanken darüber, dass mit ihm etwas nicht stimmt.

6. bis 8. März 2008

Aufenthalt in der Kinderklinik zur Verlaufskontrolluntersuchung: Einige Untersuchungen wurden wiederholt – ohne auffälliges Ergebnis.

Die Ärzte behaupteten inzwischen, es liege eine »deutliche psychologische Überlagerung der Beschwerden« vor. Nur weil noch niemand herausgefunden hatte, was Jannis fehlte, glaubten die Ärzte an ein psychologisches Problem! Wir sollten uns mit dem Krankenhauspsychologen unterhalten: Der stellte so seltsame Fragen, dass uns ganz schlecht davon wurde. Was hat der von uns gedacht, worauf wollte er hinaus? Wir sind eine ganz normale Familie und misshandeln unsere Kinder nicht!

Jannis durfte am Wochenende nach Hause. Wir mussten versprechen, ihn am Sonntagabend zurückzubringen, da am Montagmorgen die Muskeln untersucht werden sollten.

Jannis' Oma rief an und fragte, ob sie Jannis am Sonntag gegen 17 Uhr abholen könne. Sie wollte mit ihm zu Theo Bullinger fahren, der am Sonntag komme und bis Mittwoch im Nachbarort praktizieren würde. Aber Jannis wollte nicht: »Das bringt sowieso nichts.« Die Oma redete so lange mit Jannis, bis er sich endlich geschlagen gab.

Sonntag, 9. März 2008 – Das Wunder

Am Sonntag wurde Jannis dann von seiner Oma abgeholt. Es dauerte nicht lange, vielleicht eine Dreiviertelstunde, und die beiden waren wieder zurück. Beide strahlten über das ganze Gesicht, lachten und erzählten durcheinander. Jannis hielt beide Krücken in einer Hand. Er konnte sein Gleichgewicht allein halten. Er konnte gehen! Wir trauten unseren Augen kaum und dachten nur: »Hoffentlich bleibt es so!« Jannis meinte begeistert: »Jetzt bringe ich erstmal die Krücken zurück!«

Jannis und die Oma erzählten, was passiert war: Theo Bullinger stellte als Erstes fest, dass Jannis so gestaucht aussehe (wie schon die Osteopathin). Er hat sofort gesehen – ohne Untersuchung, ohne Instrumente –, was Jannis fehlte und hat ihn vor allem erfolgreich behandelt. Dabei hat sich Jannis auf einen Stuhl gesetzt, Theo Bullinger hat sich hinter ihn gestellt, mit beiden Händen seinen Kopf umfasst, diesen leicht angehoben, sanft nach vorne gebeugt – es hat deutlich hörbar geknackt – und wieder »gerade aufgesetzt«.

Anschließend hat Theo Bullinger seine Hände auf Jannis' Beine aufgelegt – es wurde ganz warm – und dadurch den Beinen Kraft gegeben. Die Beine fühlten sich danach viel leichter und nicht mehr so schwer an.

Der Oma war noch in Erinnerung, dass Theo Bullinger die Hände auf Jannis' Kopf gelegt hat, damit alles besser durchblutet wird. »Jetzt kannst du besser lernen«, hat er gesagt.

Jannis selbst hat zunächst gezweifelt. Bullinger hat ihn bei der Behandlung des Öfteren gefragt: »Du glaubst mir nicht, oder?« Und Jannis hat immer geantwortet: »Nicht wirklich …« Dann sagte er zu Jannis: »Nun fasst du nur vorne ganz leicht deine Krücken an und stehst auf. Jetzt kannst du gehen.« Jannis stand auf – und konnte gehen. Seine Augen wurden immer größer, er konnte es selbst kaum fassen.

Die Oma berichtete auch, dass Theo Bullinger gefragt hatte, ob denn noch kein Orthopäde nach dem Kind geschaut habe.

Von der zweiten Behandlung bei Herrn Bullinger ist mir noch Folgendes in Erinnerung: Jannis hat sich wieder auf einen Stuhl gesetzt. Theo Bullinger hat sich hinter ihn gestellt, ihm die Schultern/Nacken massiert und erneut den Nacken gedehnt. Er hat sicherlich nochmals hier und dort die Hand aufgelegt, woran ich mich aber nicht mehr genau erinnern kann. Wir waren noch sehr aufgeregt.

Zwischendurch hat Theo Bullinger unvermittelt meinen Mann angeschaut und ihm gesagt, dass seine Schmerzen in der Schulter von der Wirbelsäule kommen. Mein Mann hatte gar nichts von seinen Schmerzen erwähnt, die ihn schon seit einigen Wochen plagten, aber durch Jannis' Erkrankungen hintenanstehen mussten. Theo Bullinger hat ihn nicht einmal berührt, hat lediglich mit seiner Hand auf ihn gezeigt und angedeutet, dass er den Schmerz »wegschießt«. Auch das hat funktioniert, der Schmerz war weg.

So viele Fachärzte haben Jannis untersucht, aber niemand hat daran gedacht, einen Orthopäden zu Rate zu ziehen. So viele weite Fahrten zu Fachärzten, so viele kostspielige und schmerzhafte Untersuchungen, die Jannis über sich ergehen lassen musste. So viele Sorgen.

Theo Bullinger hat gesagt, das Kind brauche keinen Psychologen, und es sei auch nichts mit den Muskeln. Er wollte Jannis am Mittwoch nochmals sehen, bevor er zurück nach Süddeutschland fährt.

Des Rätsels Lösung

Jannis hatte sich, vermutlich bei seinem Sturz im Dezember, einen Nerv in der Halswirbelsäule eingeklemmt. Deshalb war ihm immer schwindelig. Deshalb sackte so oft der Kreislauf weg. Deshalb gehorchten ihm seine Beine nicht. Ganz einfach, nur muss man darauf kommen.

Eigentlich hatte Jannis deutliche Symptome für ein Halswirbelschleudertrauma, nur war der Verlauf bei ihm etwas seltsam. Theo Bullinger hat als Einziger sofort erkannt, was Jannis fehlte.

Ignorante und arrogante Ärzte

Am Sonntagabend mussten wir Jannis zurückbringen ins Krankenhaus. Die Krankenschwestern staunten nicht schlecht. Ein Arzt war nicht greifbar.

Montag, 10. März 2008

Am Montagmorgen wurde trotzdem die angekündigte Muskeluntersuchung durchgeführt – ohne Befund. »Sooo eine lange Nadel haben die in meinen Oberschenkel gestochen«, berichtete Jannis am Nachmittag vorwurfsvoll.

Dann das Gespräch mit dem behandelnden Kinderarzt: Er redete davon, dass Jannis noch bleiben solle, um sich mit dem Psychologen zu unterhalten. Wir wiesen darauf hin, dass Jannis doch jetzt gehen könne. Das sei ihm wohl noch nicht aufgefallen. Wir wollten ihn mit nach Hause nehmen.

Ach, bei einem Wunderheiler seien wir gewesen? Das sei sowieso alles nur Hokuspokus, und »gestaucht« würden alle sagen.

Wir waren fassungslos. Der Behandlungserfolg war doch offensichtlich! Jannis watschelte zwar noch ein wenig wie ein Pinguin, konnte aber ohne Hilfe gehen. Wir fragten, was denn ein Orthopäde dazu sagen würde. Dazu fiel dem Arzt nichts mehr ein. Er wollte nicht zugeben, dass er auf der falschen Fährte gewesen war. Einen Orthopäden wollte er auch nicht hinzuziehen.

Dienstag, 11. März 2008

Der Psychologe wollte sich wieder mit Jannis unterhalten. Jannis verweigerte das Gespräch (gut gemacht, Junge!).

Am Nachmittag wollte mein Mann Jannis im Krankenhaus abholen. Man sagte ihm, das ginge nicht, die Papiere seien noch nicht fertig. Wir telefonierten mit der Krankenkasse und vergewisserten uns, dass wir keine Schwierigkeiten bekommen, wenn wir die Behandlung abbrechen.

Die Zeit lief uns langsam davon. Am Mittwoch würde Theo Bullinger wieder zurück nach Süddeutschland fahren, und wir wollten mit Jannis unbedingt noch einmal zu ihm.

Mittwoch, 12. März 2008

Am Mittwoch waren die Papiere immer noch nicht fertig. Wir nahmen Jannis trotzdem mit und fuhren zu Theo Bullinger, der ihn noch einmal behandelte.

Die Zeit danach

Der Kinderarzt gab uns noch eine Überweisung zum Orthopäden. Der stellte eindeutig beim Drehen des Kopfes eine kleine Blockade in der Halswirbelsäule fest und erklärte, es sei so wie bei einer Tür, die quietscht: Auf Bildern könne man das nicht erkennen, nicht in Tabellen sehen und mit keinen Zahlen belegen. Jannis bekam zur Stärkung der Rumpfmuskulatur noch einige Male Krankengymnastik. Und dann war alles wieder so, als wäre nie etwas gewesen.

Wo wäre Jannis heute, wenn Theo Bullinger ihm nicht geholfen hätte? Wäre der eingeklemmte Nerv womöglich abgestorben? Wäre Jannis im Rollstuhl gelandet? Wir wollen es uns lieber nicht ausmalen … Wir sind Theo Bullinger sehr dankbar – und natürlich der Oma, die Jannis überredet hat, mitzukommen.

(13) Schriftlicher Bericht
Lieselotte Ehrhart, Ludwigshafen, 08. Februar 2009

Meine Erfahrungen mit der Behandlung durch Herrn Theo Bullinger

Ausgangspunkt war eine Kreuzbein-/Steißbeinfraktur im Jahr 1996. Trotz intensiver ärztlicher Behandlung stellte sich keine Besserung meiner Schmerzen ein. Durch Zufall erfuhr ich von Herrn Bullinger. Die erste Behandlung fand am 15. Januar 2001 statt. Nach drei bis vier Behandlungen stellte sich eine deutliche Besserung ein. Nach einiger Zeit waren die Schmerzen ganz beseitigt.

Ein weiteres Problem waren meine Bandscheiben. Bei einer Untersuchung (Kernspin) wurde festgestellt, dass keine Gallertmasse mehr vorhanden war. Dadurch wurden starke Schmerzen verursacht. Die ärztliche Behandlung brachte keine Besserung. Durch mehrmalige Besuche bei Herrn Bullinger wurde eine deutliche Verbesserung erzielt. Schließlich hatte ich überhaupt keine Schmerzen mehr.

Wegen zweier Zwölffingerdarmgeschwüre ließ ich mich ebenfalls von Herrn Bullinger behandeln. Auch in diesem Punkt konnten die Probleme beseitigt werden. Ursprünglich wurde von ärztlicher Seite eine Operation empfohlen.

Im Jahre 1997 hatte ich einen Sturz vom Fahrrad. Die Folge war ein Bruch des linken Handgelenks. Danach hatte ich bei der

Haus- und Gartenarbeit immer wieder Schmerzen an der Bruchstelle. Laut ärztlicher Ansicht würde sich daran auch nichts mehr ändern lassen. Damit hatte ich mich weitgehend abgefunden. Bei einem Besuch bei Herrn Bullinger, der nichts mit dem Handgelenk zu tun hatte, fragte er mich völlig überraschend, was mit meiner linken Hand wäre, ich müsste doch Schmerzen haben. Ich bejahte dies. Ich war erstaunt, wie er dies ohne einen Hinweis von mir wissen konnte. Nach einmaliger Behandlung bin ich in diesem Fall bis heute schmerzfrei.

Ganz aktuell: Im Jahre 2009 bekam ich eine Gürtelrose. Die ärztlicherseits verordneten Medikamente hatten eine schlimme Allergie zur Folge. Ich suchte deshalb umgehend Herrn Bullinger auf. In der ersten Woche erfolgten drei Behandlungen, wodurch meine Schmerzen und die Medikamentenallergie sich zu etwa 80 Prozent besserten.

Daneben ist Folgendes zu berichten:

Als meine Schwiegertochter im siebten Monat schwanger war, stellten sich bei ihr ziemliche Schmerzen ein. Die Gynäkologin riet ihr, sich zu schonen. Das ungeborene Kind würde auf ein Organ drücken. Ich rief Herrn Bullinger an und fragte ihn, ob er helfen könne. Er hat daraufhin meine Schwiegertochter angerufen und per Telefon behandelt. Ab der Folgewoche konnte sie wieder arbeiten – ohne Schmerzen. Das Kind kam normal zur Welt.

Auch mein Enkelsohn konnte die Hilfe von Herrn Bullinger erfahren. Er hatte etliche Dornwarzen an Händen und Füßen. Trotz ärztlicher Behandlung stellte sich kein Erfolg ein. Herr Bullinger konnte die Warzen erfolgreich beseitigen. Bis zum heutigen Tag hat mein Enkel keine Probleme mehr.

(14) Schriftlicher Bericht

Dr. rer. nat. Ulrike Schneider, Karlsruhe, 10. Februar 2009

Hilfe bei Diabetes und dessen Folgen

1972 bekam ich im Alter von sieben Jahren Diabetes mellitus Typ I, aufgrund einer Autoimmunreaktion nach einer Mumpserkrankung. Damals steckte der Wissensstand bezüglich Zuckerkrankheit noch in den Kinderschuhen, und es gab noch keine häuslichen Blutzuckermessgeräte. Nach rund dreißig Jahren Diabetes machten sich deshalb nach und nach Folgeerscheinungen bemerkbar. Zuerst waren vor allem die Gefäße der Augen betroffen (Netzhautblutungen, diabetische Retinopathie), dann die Nieren (diabetische Nephropathie). 2003 musste ich für ein Jahr an die Dialyse und bekam bereits 2004 eine kombinierte Nieren-/Bauchspeicheldrüsentransplantation in der Uniklinik Freiburg.

Dank eines Organspenders, des Chirurgenteams der Uniklinik Freiburg, meines betreuenden Nephrologen, meines Heilpraktikers und meiner Familie und vor allem dank Theo Bullinger habe ich bis heute den Diabetes kausal behandelt. Nur durch seine Hilfe fügen sich alle Behandlungen zu einem Ganzen zusammen und wirken gemeinsam, bewahren mich vor Schlimmerem und begründen meinen heutigen guten Zustand. Ich betone, dass ich neben der Schulmedizin auch immer komplementärmedizinische Hilfe in Anspruch genommen habe. Denn Schulmedizin alleine war und ist für mich nicht vollständig.

Die folgenden Schilderungen werden sicher ein Bild davon vermitteln, was ich durch die Energie erfahren habe, die Theo Bullinger fähig ist zu geben.

Theo Bullinger bewirkte, dass ich meinen Diabetes – trotz schlechter werdender Nierenwerte – gut einstellen konnte und heute Netzhautblutungen schnell verstoffwechseln kann und dutzende Lasereingriffe (Laserkoagulation) gut ausheilten.

Er half mir während der Dialyse, Entzündungen auszuheilen, ohne dass ich zusätzlich Medikamente einsetzen musste. Er heilte vollständig und rasch Hautentzündungen, ohne dass ich Cortisonsalben verwenden musste. Mit seiner Hilfe verschwanden leichte Wassereinlagerungen ohne Medikamentengabe.

Theo Bullinger schützt mit seiner Energie meine Organe und Gefäße, sodass auch die Bauchfelldialyse (CAPD) meinen Allgemeinzustand nicht verschlechtert hat und gut funktionierte. Es gab Momente, wo es fraglich war, ob mich die von mir durchgeführte CAPD noch ausreichend entgiftet oder ob umgestellt werden muss. Dieser Fall ist nie eingetreten.

Mit seiner Energie und der Hilfe meines Heilpraktikers (Neuraltherapie) wurden meine Organe wie Leber, Herz, Blase und Darm gestärkt und auf die Transplantation vorbereitet. Durch das Annähen der neuen Organe an Blase und Darm sind bis heute keine Komplikationen aufgetreten.

Er half, die durch Nachlassen der Nierenfunktion verursachten Hormonschwankungen auszugleichen. Schulmedizinisch habe ich bisher dazu keinerlei Ergänzungen oder Hilfen erhalten. Zyklusschwankungen wurden ergänzend naturheilkundlich behandelt und mit Hilfe von Herrn Bullingers Energie beschleunigt und komplettiert.

Nach der Transplantation half er mir, die rheumatischen Schmerzen an meinen Gelenken zu mindern. Auch war er der Erste, der die Unverträglichkeit der Immunsupressiva als Ursache erkannt hat. Die Medikamente waren damals in der Erprobungsphase und wurden nach einem Jahr durch Standardmedikamente ersetzt. Ich habe zwar manchmal noch leichte Gelenkschmerzen, die aber mit alleiniger Hilfe von Theo Bullinger nahezu beseitigt wurden.

Theo Bullinger kann zum Beispiel Störungen der Schilddrüse oder Gallenblase von Folgeschäden des Diabetes oder von Nebenwirkungen unterscheiden. Dieser Fähigkeit verdanke ich es, dass die Ursachen vieler kleinerer Beschwerden von ihm erkannt und nicht pauschal auf den Diabetes oder die Nebenwirkungen der Medikamente geschoben werden. Ich hörte früher oft bei Schulmedizinern die Aussage: »Das ist so bei der langen Dauer Ihres Diabetes, damit müssen Sie leben.«

Herr Bullinger hilft mir psychisch und moralisch sehr, die Zuckerkrankheit anzunehmen und meine Selbstheilung zu aktivieren. Er gibt mir stets Schutz, Zuspruch und Zuversicht.

Die Energieheilung und deren therapeutische Wirksamkeit kann ich nicht quantitativ belegen oder sie von anderen Hilfen abgrenzen. Ich kann auch nicht sagen, wie mein Zustand heute ohne Energieheiler wäre. Während meines gesamten Heilungsverlaufs in den letzten Jahren, seit ich bei Theo Bullinger bin, höre ich jedoch von allen Medizinern immer wieder den Satz: »Frau Schneider, da haben Sie mal wieder Glück gehabt. Danken Sie Ihrem sonnigen Gemüt, dass Sie alles so gut vertragen und sich alles so gut bei Ihnen entwickelt.« Ich weiß, dieses Glück habe ich auch Theo Bullinger zu verdanken.

Dr. Ulrike Schneider

(15) Schriftlicher Bericht

Sabine W., geb. 1975, aus K., März 2009

1998: Gesicherte Diagnose (Dr. Karnasiotis, Gynäkologe, Kaiserslautern): Endometriose mit zwei Ovarialzysten (jeweils 7 cm Durchmesser), OP-Termin festgesetzt im Krankenhaus Landstuhl.

Besuch bei Herrn Bullinger: Behandlung des Unterleibs durch Handauflegen. Eine Woche später Kontrollultraschall: *Keine* Zysten mehr auffindbar.

1999: Gesicherte Diagnose (Universitätsklinik Kaiserslautern): Ovarialzyste rechts (ca. 14 cm Durchmesser), Empfehlung: Not-OP.

Sofortiger Besuch bei Herrn Bullinger: Behandlung des Unterleibs durch Handauflegen. Drei Tage später Kontrollultraschall bei Dr. Karnasiotis: Zyste nur noch 5 cm im Durchmesser. Eine Woche später Kontrollultraschall bei Dr. Karnasiotis: Zyste nicht mehr auffindbar.

2000: Gesicherte Diagnose (Klinikum Landstuhl): Endometriose. Empfehlung: Bauchspiegelung zwecks Verödung der Endometrioseherde.

Besuch bei Herrn Bullinger: Drei Monate lang prophylaktisch Handauflegen auf den Bauchraum.

2002: Kontrollbesuch bei Dr. Schoner (Gynäkologe), da Dr. Karnasiotis inzwischen verstorben war. Gesicherte Diagnose: *Keine* Endometrioseherde mehr tastbar oder feststellbar.

2007: Gesicherte Diagnose (Dr. Pfeilmeier, HNO): Chronische Otitis media und Otitis extern rechts, sowie Polyp auf dem Trommelfell und Ohrgeräusche. Nach drei Gaben Antibiotika, unzähligen Absaugungen, Spülungen und Tropfen kein schulmedizinischer Erfolg erzielt.

Besuch bei Herrn Bullinger: Handauflegen auf das betroffene rechte Ohr. Eine Woche später Kontrolluntersuchung bei Frau Dr. Pfeilmeier in Kaiserslautern: Gesicherte Diagnose: *Kein* Polyp mehr vorhanden; am Ursprungsort des Polypen ist nur noch eine leichte rosa Verfärbung zu sehen. *Keine* Otitis mehr vorhanden, Ohrgeräusch verschwindet nach etwa drei Wochen.

Zur Orientierung in der Heilerszene

Obwohl die Leser in diesem Buch, wie wir glauben, bis hierhin vielseitig informiert worden sind, mögen manche vielleicht daran interessiert sein, wie sie sich schnell in der Heiler- bzw. Geistheilerszene zurechtfinden können.

Das Internet bietet zwar eine Fülle an Informationen zu dem Thema, aber wenig Sicherheit über die Qualität der Heilerangebote. Unter dem Stichwort Heiler oder Geistheiler ist zudem eine außerordentlich große Zahl von Anbietern verzeichnet, die spezielle Methoden praktizieren. Eine qualifizierte Beurteilung dieser Methoden kann hier nicht geleistet werden. Für Theo Bullinger allerdings gelten nur solche Personen als Geistheiler, bei denen die Heilung Suchenden tatsächlich die wärmespendende Energie eines Heilers körperlich fühlen können.

Nachfolgend ein Überblick über Möglichkeiten der Orientierung:

Die **Parapsychologische Beratungsstelle in Freiburg** ist eine öffentlich anerkannte Institution, die vom Land Baden-Württemberg unterstützt wird. Dr. rer. nat. Dr. phil. Walter von Lucadou, durch seine Forschungserfolge und einschlägigen Publikationen bekannt, ist Leiter der Beratungsstelle.

In der Beratungsstelle verfügt man über Testwissen, das Hinweise auf die Fähigkeiten von Heilern geben kann. Dieses Testwissen gründet auf fundierten, eigenständig entwickelten wissenschaftlichen Versuchen. In dieser Weise ist das Angebot der Beratungsstelle in Deutschland einmalig. Wie in diesem

Buch mehrfach dargestellt, hat Theo Bullinger bereits 1991 an einem solchen Test erfolgreich teilgenommen. Wer also wissen will, ob andere Personen, die sich als Heiler anbieten, sich einem solchen Test unterzogen haben, kann in Freiburg Auskunft erbitten. Dort ist man sehr hilfsbereit. Das Beratungsangebot nennt unter anderen Themen ausdrücklich: Geistheilung, alternative Heilmethoden. Man kann sich telefonisch beraten oder auch um Einzelgespräche bitten. Selbst Fachgutachten werden offeriert. Wer im Übrigen die unten genannte Internetseite aufruft, kann sich vor dem Kontakt bereits recht gut informieren.

Parapsychologische Beratungsstelle
Hildastraße 64
79102 Freiburg im Breisgau
Tel. +49 (0)761 77202
info@parapsychologische-beratungsstelle.de
www.parapsychologische-beratungsstelle.de

Mit dem **Dachverband Geistiges Heilen e.V. (DGH)** hat sich ein Verband etabliert, der Heiler, Heilerverbände, Ärzte, Heilpraktiker und interessierte Laien zusammenschließen will. Man hat einen Verhaltenskodex formuliert, dem sich die darin organisierten Heiler verpflichten sollen. Theo Bullinger ist Mitglied dieses Verbandes.

Man will über »Möglichkeiten und Grenzen geistiger Heilweisen informieren« und »sich für die Integration geistiger Heilweisen in das Gesundheitssystem einsetzen«. Der Verband versucht darüber hinaus, eine Qualifizierung für Heilerpersönlichkeiten zu etablieren, wodurch diese als »Anerkannte/r Heiler/in des DGH« auftreten können. Im Internet annoncieren bereits einige Heiler mit diesem Zertifikat und bezeichnen sich entsprechend als »anerkannte Heiler des DGH«.

Auch der DGH bietet sowohl erste Informationen über »Heilweisen« als auch Beratung an. Das Stichwort Heilweisen im Internetportal enthält Basiswissen über 16 verschiedene Arbeitsweisen geistigen Heilens. Unter der Frage »Wie finden Sie seriöse Heiler/innen?« offeriert man, gegen Einsendung von Briefmarken an die Geschäftsstelle, Adressen von Heilern und Heilerinnen nach Postleitzahlbereichen (PLZ-Gebiet). Grundlage ist ein Bestand von rund 3000 Adressen aus dem gesamten deutschsprachigen Raum.

Dachverband Geistiges Heilen e. V. (DGH)
Geschäftsstelle & Infodienst
Steigerweg 55
69115 Heidelberg
Tel. +49 (0)6221 16 96 06 (Montag bis Freitag 11 bis 14 Uhr)
Fax +49 (0)6221 16 96 07
info@dgh-ev.de
www.dgh-ev.de

Als **Internationale Vermittlungsstelle für herausragende Heiler (IVH)** firmiert eine Organisation, die von Dr. Harald Wiesendanger begründet ist. Sie versteht sich als ein Netzwerk, das unkonventionell Heilende erfassen will. Die Adressen dieser Personen sollen an Patienten, Forscher, Arztpraxen, Kliniken, Veranstalter und Journalisten vermittelt werden. Bis April 2008, so heißt es, gehörten der IVH rund 140 Heiler aus verschiedenen Ländern an. Außerdem wirbt man unter dem unten genannten Internetportal mit einer umfangreichen Datenbank.

Man hat ein Ratingverfahren zur Bewertung und Auswahl formuliert, dem sich Heiler unterwerfen sollen. Die IVH schickt Beauftragte in Heilerpraxen, wo sie »verdeckt« Eindrücke sammeln sollen. Theo Bullinger ist von einem solchen Ermittler aufgesucht worden, der eine Probebehandlung gefordert hat, natürlich eine kostenlose. Theo Bullinger hat diese Methode zu Recht abgelehnt. Unangemeldete Personen dieser Art, die nicht heilbedürftig sind, hätten keinen Charakter, so etwas zu verlangen, sagt er. Außerdem könnte man ja Patienten befragen, zum Beispiel die im Wartezimmer.

Sucht man die einschlägige Internetadresse des IVH auf, wird man durch das Programm von Wiesendangers Lea Verlag geschleust, das rund zwanzig seiner Werke offeriert – kein Thema der Geistheilung, zu dem er sich nicht selbst in Form eines Buches geäußert hätte. Andere Autoren als ihn selbst findet man dort allerdings nicht. Auch der Versuch, sich über einzelne Sparten des Geistheilens zu informieren, endet in der Regel mit Hinweisen auf Wiesendangers Bücher im eigenen Verlag.

Ob per Post oder Internet, jede Aktion, über IVH-Adressen von Heilern zu bekommen, endet bei Wiesendanger persönlich. Als Antwort bekommt man ein Schreiben mit der Aufforderung, eine Gebühr von €50,– (in der Schweiz CHF 80.–) zu überweisen. Nach Zahlungseingang wird ein Infopaket angekündigt. Dieses enthalte: Wiesendangers Buch *In guten Händen* mit Informationen über IVH-Heiler, ein Infoblatt und eine Broschüre *Infodienst am Telefon.* Ein nächster Schritt verlangt, sich von einem Expertenteam beraten zu lassen. Nur wenn man so vorgegangen ist, kann man auf einen Brief mit vollständigen Angaben von Heilern »eigener Wahl« hoffen.

Internationale Vermittlungsstelle für herausragende Heiler
(IVH)
Zollerwaldstraße 28
69436 Schönbrunn
Tel. und Fax +49 (0)6271 72180
wiesendanger@psi-infos.de
www.psi.infos.de

Der **Schweizerische Verband für Natürliches Heilen (SVNH)** wendet sich zunächst an das Schweizer Publikum und darüber hinaus an Interessierte im gesamten deutschsprachigen Raum. Als Mitgliederzahl werden rund 4000 angegeben, davon etwa 1200 Praktizierende. Man hat sich folgenden Zielsetzungen verschrieben: vorurteilsfreie Information, Unterstützung berufener Naturheiler aller Sparten, Vermittlung von Adressen der Naturheiler, die sich den Verbandsbestimmungen verpflichtet haben, Schulung und Weiterbildung, Bekämpfung des Missbrauchs natürlicher Heilverfahren zu Gewinnzwecken, keine Gewinnorientierung sowie konfessionelle und parteipolitische Unabhängigkeit.

Zu den Verbandsbestimmungen gehört ein 7-Punkte-Verhaltenskodex. Punkt 2 dürfte besonders wichtig sein: »Ich (als Heiler) wende nur Heilmethoden an, die ich beherrsche und deren Folgen ich absehen und verantworten kann.«

Die Adressen der empfohlenen Heiler sind leicht zugänglich: Man findet sie im Internet unter www.svnh.ch entweder unter »Therapeutenliste« (SVNH-geprüfte Heiler alphabetisch) oder unter »Heilverfahren« (SVNH-geprüfte Heiler nach Methode).

Schweizerischer Verband für Natürliches Heilen (SVNH)
Zieglerstraße 30
Postfach 386
CH-3000 Bern 14
Tel. +41 (0)31 302 44 40
info@svnh.ch
www.svnh.ch

Eine zentrale Organisation, die in Österreich eine Beratungstätigkeit für alternative/komplementäre Medizin anbietet, existiert nicht. Allerdings werden über verschiedene Internetportale Adresslisten des oben vorgestellten Dachverbandes für Geistiges Heilen (DGH) verbreitet, zumal Geistheilen in Österreich gesetzlich erlaubt ist.

Alternative Heilmethoden werden auch im ORF und in verschiedenen Zeitungen diskutiert. So findet sich in der Sendereihe »help tv« dazu eine eigene Sparte. In ihrer Internet-Ausgabe offeriert die *Wiener Tageszeitung* in der Rubrik »Extra: Lexikon« einen Artikel, in dem über die Analyse der Heilerszene aufgrund repräsentativer Umfragen berichtet wird.

Aus wissenschaftlicher Sicht hat der Ethnologe Andreas J. Obrecht in zwei fundierten Werken über Geistheilung in Österreich publiziert: *Die Welt der Geistheiler* mit Fallstudien aus Österreich; *Die Klienten der Geistheiler,* beide bei Böhlau, Wien.

Zudem befasst man sich mit dem Thema Energetik als alternatives Verfahren. Dazu existiert ein Dachverband für energetische Methoden (DEM), dessen Struktur und Funktion hinsichtlich der Beratung von potenziellen Patienten aber keine Angebote macht.

www.esotericon.de/anschriften_Austria_heiler.htm
www.gwup.org
k.federspiel@telering.at
help-tv@orf.at

Ausblick

Im Rückgriff auf das einleitende Kapitel sowie vor dem Hintergrund meiner Erfahrungen als Theo Bullingers Biograf scheinen mir einige Anmerkungen notwendig, die ich als eine Art zusammenfassenden Ausblick ansehe.

Das Erscheinungsbild der Geistheilerei in der Öffentlichkeit kann man als ziemlich zwiespältig bezeichnen. Das dürfte zunächst am Begriff selber liegen, wie ich im Abschnitt »Rätselhaftes Phänomen« des Einführungskapitels bereits erläutert habe. Darüber hinaus können Interessierte durchaus in Schwierigkeiten kommen, selbst wenn sie die im Kapitel »Zur Orientierung in der Heilerszene« angegebenen Adressen konsultieren. Der Dachverband Geistiges Heilen (DGH) beispielsweise offeriert unter dem Stichwort Heilweisen nicht weniger als 16 Varianten: Calligaris Methode, Christozentrales Heilen, Clearing, Gebetsheilung, Glaubensheilung, Geistchirurgie, Handauflegen, Huna, Mediumistisches Heilen, Prana, Reiki, Sat Nam Rayasan, Schamanismus, Seelsorge, Systemische Familienaufstellung, Therapeutic Touch. Diese Vielfalt zu kommentieren, kann hier nicht geleistet werden. Wer mehr Informationen benötigt, sollte im Internet (www.dgh-ev.de) die entsprechende Heilweise anklicken. So bekommt man einen ersten Einblick, was unter der jeweiligen Heilweise zu verstehen ist. Theo Bullinger als Mitglied des DGH wird man ohne Weiteres der Heilkategorie »Handauflegen« zuordnen.

Zurück zum öffentlichen Erscheinungsbild. Die Haltung der Leute zum Thema Geistheilen bewegt sich zwischen Skepsis, Misstrauen, völliger Ablehnung einerseits und Begeisterung auf der anderen Seite. Aber selbst viele Personen, die positive Erfahrungen mit der Geistheilung gemacht haben, denen geholfen worden ist, scheuen sich, öffentlich zuzugeben, dass sie sich haben behandeln lassen. Es herrscht große Unsicherheit, will man sich doch nicht nachsagen lassen, man glaube an Geister und gebe sich mit scheinbar dubiosen Heilern ab. Das trifft auch auf einige Verfasser unserer Patientenberichte zu, die deswegen um Anonymität gebeten haben. Wir möchten das nicht kritisieren, schließlich hat jeder das Recht, darüber zu entscheiden, wie er in der Öffentlichkeit präsentiert sein will. Aber in dieser Haltung spiegelt sich sicher die allgemein vorherrschende Zwiespältigkeit und Unsicherheit über alternative oder komplementäre Heilmethoden wider.

Für Theo Bullinger gilt, dass er mit dem Verfahren des Handauflegens unerklärbare energetische Heilkräfte anwendet, die nichts mit Zauberei oder Magie zu tun haben. Doch ihr Erscheinungsbild während der Behandlungen und ihre Kolportierung nach außen legen das vielleicht nahe. Es geschieht etwas, was man logisch nicht erklären kann, weil man den Ursprung, die Herkunft dieser Kräfte nicht nachvollziehen kann. Man kann nur die Handlungen des Heilers sehen. Aber die Patienten spüren, dass diese Kräfte vorhanden sind. Sie fühlen die Wärmeströme, die Leute mit seinen Fähigkeiten ausstrahlen. Und das genau ist der Knackpunkt: Was man spürt und fühlen kann, ist Realität und kein Hirngespinst. Theo Bullinger seinerseits akzeptiert nur solche Kollegen als geistige Heiler, bei denen ebenfalls Energieströme wahrgenommen werden können.

Eine andere Beobachtung, die sich mir als Biograf Theo Bullingers aufdrängt, hat mit unausgesprochenen Erwartungen mancher Patienten zu tun. Haben sie sich zum Aufsuchen eines Heilers durchgerungen, vielleicht sogar Ängste überwunden, trotz der in der Öffentlichkeit kursierenden Vorbehalte, glauben sie annehmen zu können, es bedürfe lediglich einer einmaligen Behandlung und alle Beschwernisse müssten verschwunden sein. Sicherlich stellen sich manche Heilerfolge schnell oder auch einmal sofort ein, aber die Regel ist doch, dass energetische Kräfte wiederholt angewendet werden müssen, um dauerhafte Erleichterungen zu bringen. Diese Notwendigkeit spiegelt sich auch in den meisten Patientenberichten unseres Kapitels »Dokumente« wider.

Unübersehbar ist schließlich, dass Theo Bullingers Behandlungsspektrum sehr breit ist, sich sogar über die Jahre seines Praktizierens erweitert hat. Das liegt zunächst an der Ungerichtetheit seines Energiepotenzials, zum anderen an einer kontinuierlichen Aufschichtung der Erfahrungen, die er beim Heilen macht und verarbeitet. Damit geht eine spezielle Körperwahrnehmung der Patienten einher, die von Energie geprägt und gesteuert ist. Dass sich auf diese Weise eine eigenständige therapeutische Logik entwickelt, erscheint mir selbstverständlich.

Alternative Heilmethoden und mit ihnen geistiges Heilen hatten in unserem Land in der Vergangenheit bei der deutschen Gerichtsbarkeit einen äußerst schweren Stand. Manche Heiler sind regelrecht juristisch verfolgt worden, vor allem durch Klagen, die von Verbänden der Ärzte und Heilpraktiker erhoben worden sind. Mit dem Urteil des Bundesverfassungsgerichtes aus dem Jahr 2004 hat man in der Bundesrepublik Deutschland etwas nachgeholt, was in anderen europäischen Ländern längst schon Standard war. Einem (echten) Geistheiler könne nicht zugemutet werden, die geforderte Prüfung abzulegen, weil seine Heiltätigkeit von ganz anderer Art sei, heißt es darin. Eine Vereinheitlichung und Formalisierung, wie sie Ärzte und Heilpraktiker verlangten, war damit vom Tisch. Niemand, der eine besondere Begabung besitzt, muss noch befürchten, mit seinen Behandlungen Straftaten zu begehen. Offensichtlich hatte sich die Meinung durchgesetzt, dass derjenige der heilt, im Recht ist.

Das heißt nichts anderes, als dass tatsächliche Heilerfolge zählen, nicht in erster Linie eine bestimmte Ausbildung. Im Übrigen setzt Theo Bullinger auf Kooperation, obwohl die sich nicht so leicht herstellen lässt. Gerade im Bereich der Schmerzlinderung und Rekonvaleszenz bieten sich aber viele Möglichkeiten.

Leser dieses Buches mögen sich über manche Ereignisse wundern, die Theo Bullinger in seiner Selbstbiografie beschreibt, weil sie sich rationalen Erklärungen verschließen. Mich als Ethnologen wundern solche Dinge nicht, sind sie doch Begleiterscheinungen einer starken energetischen Begabung. Viele Heiler müssen ein Initiationserlebnis verarbeiten, eine oft übersinnliche Erfahrung, die ihnen einen Weg aufzeigt, gewissermaßen einen Weg fürs Leben – mag sich dieser Weg auch erst nach Jahren oder Jahrzehnten wirklich für sie öffnen. Unausweichlich scheint mir auch, dass solche Erfahrungen einen gewissen Nimbus um einen Heiler erzeugen. Dieser Nimbus stellt jedoch die Wirklichkeit seiner Fähigkeiten nicht infrage, wenn sie auch im Kern unerklärbar sind.

Literatur

Bonin, Walter F.: *Naturvölker und ihre übersinnlichen Fähigkeiten*, München 1986

Bösch, Jakob: *Spirituelles Heilen und Schulmedizin.* Eine Wissenschaft am Neuanfang, Baden und München 2006

Boyd, Doug: *Rolling Thunder. Erfahrungen mit einem Schamanen*, München 1981

Chesi, Gert: *Geistheiler auf den Philippinen*, Wörgl/Österreich o.J.

»Die neuen Wunderheiler«, in: *Heim und Welt*, Nr. 14, 29.03.2000, S. 20

Eliade, Mircea: *Schamanismus und archaische Ekstasetechniken*, Zürich, Stuttgart 1956

Kimmerle, Heinz: *Philosophie in Afrika. Afrikanische Philosophie*, Frankfurt/M. 1991

Lucadou, Walter von: *Psi-Phänomene. Neue Ergebnisse der Psychokinese-Forschung*, Frankfurt/M. 1997

Moon, Samuel: *Tall Sheep. Harry Goulding, Monument Valley Trader*, Norman: University of Oklahoma Press 1992

Obrecht, Andreas J.: *Die Welt der Geistheiler. Renaissance magischer Weltbilder*, Wien, Köln, Weimar 1999

»Päpstliche Universität bildet Exorzisten aus«, in: *Die Rheinpfalz, Nr. 50*, 01.03.2005

Renner, Erich: *Heilige Berge und Großer Nachtgesang. Auf der Suche nach dem Indianerleben*, Wuppertal 2001a

Renner, Erich: »Navajo-Familienstudie. Ein ethnopädagogisches Projekt auf biographischer Grundlage«, in: *Zeitschrift für Erziehungswissenschaft* (ZfE), 4/2001b, S. 641–659

Renner, Erich: *Andere Völker – andere Erziehung. Eine pädagogische Weltreise*, Wuppertal ²2002

Renner, Erich: *Geduld ist unsere Lebensart. Selbstporträt einer indianischen Familie*, Berlin 2006

Renner, Erich (Hrsg.): *Das Leben des Rentierlappen Siri Matti – von ihm selbst erzählt*, Frankfurt/M. 1994

Schwarzer Hirsch: *Ich rufe mein Volk*, Olten 1955

Philipp Vandenberg: *Der Fluch der Pharaonen. Moderne Wissenschaft enträtselt einen Jahrtausende alten Mythos.* Bergisch-Gladbach 1976

Weil, Andrew: *Was uns gesund macht. Heilung und Selbstheilung*, Weinheim 1991

Wiesendanger, Harald: *Das große Buch vom geistigen Heilen. Möglichkeiten, Grenzen, Gefahren*, München 1997

Zahradnik, Frauke: *Irritation der Wirklichkeit*, Dissertation der Universität Konstanz, 2006/20